LICHEN SCLEROSUS (EDIZIONE ITALIANA)

PRATICHE PER IL CORPO, LA MENTE E LO SPIRITO PER GUARIRE DALLO STRESS DEL LS

STEPHANIE HREHIRCHUK

LS Edizione Italiana

StephanieHrehirchuk.ca

Lichen Sclerosus: Pratiche per il corpo, la mente e lo spirito per guarire dallo stress del LS di Stephanie Hrehirchuk

Editore per l'edizione inglese: Maraya Loza Koxahn

Editore per l'edizione Italiana: Susanna Porretti

Tradotto con www.DeepL.com/Translator

Immagine di copertina: Canva

Design della copertina: Stephanie Hrehirchuk, GetCovers

Design degli interni: Stephanie Hrehirchuk

ISBN stampa 978-1-7382450-0-0

ISBN ebook 978-1-7382450-1-7

Copyright © 2023 di Stephanie Hrehirchuk

INDICE

Disclaimer	vii
Introduzione	xi

1. INFORMAZIONI SUL LS — 1
   Di Chi è Questa Vulva? — 1
   Che Cosa è il Lichen Sclerosus? — 3
   Causa Principale e Remissione — 8
   Da Lieve a Grave — 12
   Quali sono i Segni ed i Sintomi del Lichen Sclerosus? — 13
   Quali sono i Sintomi del Lichen Sclerosus nei Bambini? — 15
   Appuntamento con il Dottore — 16
   Corticosteroidi — 19
   Il Controverso Borace — 20

2. LA STRADA DELLA GUARIGIONE — 25
   Il Mio Nuovo Migliore Amico — 25
   Ceramidi, Lozioni e Oli — 27
   Movimenti Intestinali e LS — 31
   Fourchette (La Zona Ore 6) — 32
   I Vari Volti del Trauma — 34
   Arte e Scrittura — 39
   STRESS — 43
   Infiammazione e Depressione — 50
   Ed il Respiro? — 53

3. DAL CIBO AL DIGIUNO — 61
   Sensibilità Alimentari — 61
   LS e Dieta — 63
   Digiuno Intermittente — 64
   Senza Zuccheri — 69

Senza Glutine	74
Senza Latticini	76
Ossalati	78
Istamine	84
Come Eliminare il Bruciore del LS	88

4. SOSTEGNO DELLA VULVA 93
   - L'Enigma degli Ormoni — 93
   - TOS — 95
   - Cosa Scatena un'Infiammazione? — 98
   - Follow-up della Terapia del Pavimento Pelvico — 99
   - Alla Ricerca delle Labbra Perdute... L'Avventura della Vulva — 101
   - La Questione Cancro? — 103
   - Fusione — 112
   - La Vostra Relazione ed il Sesso — 114
   - LS o Atrofia? — 116

5. UN APPROCCIO ALTERNATIVO 121
   - Accettazione — 121
   - Surrenali — 122
   - Gestisci la tua Energia, non il tuo Tempo — 126
   - L'altro Punto G: La Gratitudine — 127
   - Benefici della Gratitudine — 129
   - Diario/Pratica della Gratitudine — 133
   - Messaggi Confusi — 134
   - Attenzione ai Pensieri ed alle Parole — 137
   - Qual è il Messaggio? — 138
   - La Scienza dell'Energia — 140
   - Cosa Dice la MTC sul LS? — 144
   - Più Energia — 146
   - Gruppi di Supporto — 151
   - Autocompassione — 154

6. **UN RITUALE NUTRIENTE** 157
Saltare la Scuola per Prendersi Cura di Sé 157
Altre Strade Naturali per la Guarigione del
Lichen Sclerosus. 162
Un'Intervista sul LS 165
Il Potere del Sangha 167
Pensieri Finali sul LS 171

Se Avete Apprezzato Questo Libro 175
L'autore 177
Note 179

DISCLAIMER

Le informazioni presentate rappresentano il punto di vista dell'autore alla data di pubblicazione. Questo libro ha lo scopo di informare, non di diagnosticare o trattare specifiche condizioni di salute. Non sostituisce la consulenza, la diagnosi ed il trattamento medico professionale. Consultare sempre il proprio medico o un operatore sanitario.

Tradotto dalla versione originale in inglese

Sebbene siano stati compiuti sforzi ragionevoli per fornire traduzioni accurate, alcune parti potrebbero essere errate. L'autore non si assume alcuna responsabilità per eventuali errori, omissioni o ambiguità nelle traduzioni fornite in questo libro. Qualsiasi persona o entità che faccia affidamento sui contenuti tradotti lo fa a proprio rischio e pericolo. Stephanie Hrehirchuk non sarà responsabile di eventuali perdite causate dall'affidamento sull'accuratezza, l'affidabilità o la tempestività delle informazioni tradotte.

Se desiderate segnalare un errore o un'imprecisione nella traduzione o suggerire una comprensione contestuale più appropriata, contattateci all'indirizzo stephaniehrehirchuk.ca. Apprezziamo il vostro sostegno!

Questo libro è dedicato all'intera comunità LS

INTRODUZIONE

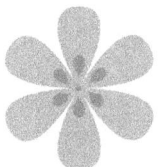

"Non è possibile che tutte le donne in menopausa provino questo dolore". Cercai di far capire il mio punto di vista al mio medico, senza diventare una paziente difficile. "Quando faccio sesso mi sembra di essere graffiata da un vetro rotto!" Ripensandoci, vorrei essere stata una paziente più difficile.

Avevo accettato la pacca sulla mia testa e la diagnosi di menopausa, avevo continuato a vedere la mia vulva, insieme alla mia vita sessuale ed al mio matrimonio, scomparire. Questo accadeva quattro anni fa.

Nel 2021 ho compiuto 50 anni ed ho deciso che quello sarebbe stato l'anno giusto per farmi ascoltare dal mio medico. Prenotai il pap test, informai il mio medico di tutti i dolori ed i fastidi che avevo provato nel corso degli anni ed aspettai i risultati. Il mio medico mi chiamò la settimana successiva per comunicarmi che tutto era in ordine. *Non può essere.* Tirai fuori uno specchio e mi ispezionai, cosa che avrei dovuto fare molto prima, ma ero occupata dalla tempesta perfetta del divorzio, dall'essere un genitore single, dalla vendita della casa di famiglia e dal Covid. Non ero d'accordo con la sua opinione. Ma, al contempo, non conoscevo nemmeno la differenza tra vulva e vagina, ora parte della grande educazione che ho ricevuto scavando nei dettagli della salute della mia menopausa.

Dal Centro della Menopausa (Specialista in Disturbi Vulvo-Vaginali e Dermatologia della Vulva):

> La vulva comprende il monte di Venere (l'area pelosa), le grandi labbra (anch'esse pelose), le piccole labbra (che si vedono quando si allargano le grandi labbra), il clitoride ed il cappuccio clitorideo (il cappuccio copre parzialmente la parte superiore del clitoride), l'uretra (da cui fuoriesce l'urina), l'apertura vaginale, il perineo (dietro la vagina e davanti all'ano), e l'area perineale (area intorno all'ano)[1]

Yourdictionary.com definisce la vagina come:

> La definizione di **vagina** è il passaggio che porta dalla vulva alla cervice...[2]

Non ci volle molto affinché Google diagnosticasse il

mio problema. Più leggevo, più mi sentivo arrabbiata e triste. Triste. Ora, ovviamente non consiglio di usare il Dottor Google per le diagnosi, tuttavia, avevo già informato il mio medico del dolore e del fatto che non riuscissi a provare del sollievo da anni. Dovevo andare a fondo a questa problematica mal diagnosticata.

Il giorno dopo, chiamai lo studio medico e prenotai un consulto telefonico. Le dissi quello che avevo scoperto attraverso le mie ricerche online. La risposta della dottoressa fu difensiva. Mi andava bene comunque. Questa volta, non avrei accettato la diagnosi di menopausa. Prenotammo una visita nel suo studio.

Dopo pochi secondi dalla visita, concordò con la mia ricerca e mi indirizzò ad uno specialista. Non prima di essere scoppiata in lacrime davanti a lei. Non serviva a nulla incolpare qualcuno, ma avevo bisogno di farle capire che, se come medico si fosse presa il tempo di ascoltarmi quattro anni prima, avrebbe potuto risparmiarmi tutto questo dolore.

Vi dirò cosa mi ha convinto a scendere da quel baratro di disperazione la notte in cui mi sono tuffata nella tana del coniglio del dottor Google: trovare online persone che parlavano apertamente della loro condizione e di come cercavano di risolverla. Setacciai il web alla ricerca di qualsiasi riferimento personale al lichen sclerosus. Il mio cuore si riempì di gratitudine verso coloro che avevano avuto il coraggio di parlare. Non essendoci una cura apparente (in effetti, le informazioni online amano menzionare questo dettaglio, così come molti membri dei gruppi di supporto online), sembrava che spettasse a coloro che avevano il LS prendere in mano la fiaccola. E noi lo stiamo facendo. A migliaia!

Quando mi recai dallo specialista, avevo già sperimentato molti dei consigli trovati online. Mi ero unita ad un gruppo Facebook sul lichen sclerosus vulvare con oltre 5.000 membri che si sostengono a vicenda e condividono informazioni. Inizialmente, affrontai questa diagnosi sentendomi spaventata e sola. Ne sono uscita circondata da una comunità. NON siete sole in questa situazione.

In questo libro vi racconterò la mia storia personale di diagnosi, trattamento e le pratiche fisiche, mentali e spirituali che utilizzo per gestire il lichen sclerosus, continuando la mia ricerca sulla sua origine e sulla sua guarigione.

Il mio viaggio non sarà il vostro viaggio. E ci saranno elementi del LS che non sono trattati in questo libro. Tuttavia, qui sono incluse una miriade di risorse che vi permetteranno di continuare la vostra ricerca sul LS. Il mio intento nello scrivere questo libro è quello di convincervi a scendere dal baratro della disperazione, della rabbia, della frustrazione e della disperazione che mi accompagnava prima di scoprire di avere il LS, e di informarvi e ispirarvi nel vostro percorso di guarigione.

Non sono rimasta a lungo su quel cornicione perché ho trovato sostegno, professionisti della salute e pratiche

che mi hanno portato rapidamente sulla strada della guarigione. Con una formazione ventennale in personal training, benessere femminile, nutrizione, yoga e meditazione, ero ben equipaggiata per sviluppare un piano di trattamento. È altrettanto frustrante, tuttavia, avere la sensazione di aver fatto buone scelte nella propria vita, di essere istruiti sul benessere e sulle condizioni della malattia, e ritrovarsi comunque con il LS.

Non è colpa vostra. È il lichen sclerosus e potrete guarire dallo stress di averlo.

1
INFORMAZIONI SUL LS

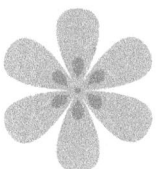

Di Chi è Questa Vulva?

L'attesa può essere la parte più difficile. Ci vuole tempo per incontrare una persona esperta nella salute vulvare, indipendentemente da dove ci si trovi nel mondo. Tuttavia, non si deve restare inerti, sentendosi impotenti. Mentre aspettavo l'appuntamento con lo specialista, utilizzai quello che avevo a disposizione: dell'aloe vera presa dalla pianta troppo cresciuta nell'angolo della mia vasca. L'aloe fresca mi ha lenito immensamente durante la settimana in cui ho cercato di capire cos'altro fare. Ho prelevato il gel fresco direttamente dalle foglie e l'ho applicato mattina e sera.

Il passo successivo è stato il glutine. Nel corso degli anni mi sono privata del glutine durante i detox stagionali, ma decisi di abbandonare il glutine per mesi, fino addirittura ad un anno, per vedere che effetto avrebbe avuto sul mio corpo. Entrambi i miei figli hanno sofferto di reflusso e di sonno insufficiente quando erano piccoli. Dopo molte visite mediche e notti insonni, eliminai il glutine ed i latticini dalla loro dieta. Il loro sonno è migliorato, così come le loro crisi. Era l'infiammazione a provocargli disagio.

A quel punto, è iniziata la mia ricerca. Dopo aver letto alcuni post online, passai dall'uso dell'aloe vera all'uso dell'olio d'oliva ogni volta che utilizzavo il bagno, in quanto risultava essere una soluzione molto popolare sul web. Tenevo un vasetto di olio nascosto dietro la pianta sul bordo della vasca. Ne applicavo una piccola quantità ogni volta che andavo in bagno. A questo punto, l'irritazione si era notevolmente attenuata e mi sembrava di procedere nella giusta direzione.

Iniziai a ripensare a tutti quegli anni di diagnosi errate. Tutti i disturbi che erano stati additati come menopausa. Non avevo mai trattato nulla, perché non sapevo che ci fosse qualcosa da trattare. Come se non bastasse, ho subito una lesione spinale cervicale all'età di 44 anni, proprio prima della menopausa. Ero così concentrata sulla guarigione della lesione spinale, che ho prestato poca attenzione al fatto che il mio corpo avesse bisogno di un sostegno supplementare con la menopausa.

Se penso al passato, credo che il LS abbia sempre fatto parte della mia vita. È rimasta silente durante i miei anni di picco ormonale, spuntando di tanto in tanto giusto per lasciare perplessi i medici. Ma una volta arrivata la menopausa è diventato difficile ignorare questa condizione.

Che Cosa è il Lichen Sclerosus?

Dal Liberty Women's Health:

Lichen sclerosus (LS) is a benign, chronic, progressive condition affecting the skin of the vulva, which is characterized by severe inflammation, changes to skin thickness (thinning or thickening) and hypo-pigmentation (loss of pigment), scarring down of the vulvar tissues such as the clitoral hood, and loss of vulvar anatomy (including partial or total resorption of the labia minora) if left untreated.[1]

Traduzione:

Il lichen sclerosus (LS) è una patologia benigna, cronica e progressiva che colpisce la pelle della vulva, caratterizzata da una grave infiammazione, alterazioni dello spessore della pelle (assottigliamento o ispessimento) e ipopigmentazione (perdita di pigmento), cicatrizzazione dei tessuti vulvari, come il cappuccio clitorideo, e perdita dell'anatomia vulvare (compreso il riassorbimento parziale o totale delle piccole labbra) se non trattata.

Dal Royal Women's Hospital, Australia:

Lichen sclerosus (said 'like-en skler-oh-sus') is a skin condition that makes patches of skin look white, thickened and crinkly. It most often affects the skin around the vulva or anus. It can be itchy, painful and cause permanent scarring.[2]

Traduzione:

Il lichen sclerosus (detto "like-en skler-oh-sus") è una patologia cutanea che affligge parti della cute tramite chiazze bianche, ispessite e rugose. Il più delle volte colpisce la pelle intorno alla vulva o all'ano. Può essere pruriginoso, doloroso e causare cicatrici permanenti.

Il sito Raredisease.org dice questo:

Lichen sclerosus is a chronic inflammatory skin disorder that most commonly affects women before puberty or after menopause. Although rare, it can also be seen in men. When found in males, the disease is known as balanitis xerotica obliterans.[3]

Traduzione:

Il lichen sclerosus è una malattia della pelle infiammatoria cronica che colpisce soprattutto le donne prima della pubertà, o dopo la menopausa. Sebbene sia rara, può essere riscontrata anche negli uomini. Quando si riscontra negli uomini, la malattia è nota come balanite xerotica obliterante.

Probabilmente, vedrete spesso il termine *raro* venire accostato al LS. Non sono sicura di essere d'accordo con questa classificazione. Sì, non avevo mai sentito parlare di questa condizione prima di andare a cercare i miei sintomi, tuttavia, stanno emergendo sempre più persone con questa diagnosi. Ho quindi controllato i criteri di questa etichetta. Ecco cosa dice genome.gov:

A rare disease is generally considered to be a **disease that affects fewer than 200,000 people in the United States at any given time.**[4]

Traduzione:

Una malattia rara è generalmente considerata essere una **malattia che colpisce meno di 200.000 persone negli Stati Uniti in un dato momento.**

Potrebbe essere vero. Tuttavia, sospetto che sia "rara" esclusivamente perché viene diagnosticata in maniera errata. In un gruppo online sulla menopausa, un'iscritta si è lamentata del dolore durante il sesso e del fatto che "la sua vagina si stesse chiudendo". Mentre molti membri sono intervenuti con collegamenti all'atrofia vaginale, da considerarsi "normale in menopausa", mi è tornato in mente come il mio medico mi abbia erroneamente diagnosticata in passato. C'è molta ignoranza intorno al LS perché è poco conosciuto, e perché spesso è imbarazzante parlarne con gli altri, compreso il proprio curante. Questa situazione sta cambiando, grazie a tutte le persone che parlano e condividono la loro esperienza e la loro saggezza.

Secondo il Royal Women's Hospital di Victoria, in Australia:

> Lichen sclerosus **affects around one in 80 women**. It can happen at any age, but is most common in middle-aged and elderly women.[5]

Traduzione:

> Il lichen sclerosus **colpisce circa una donna su 80**. Può verificarsi a qualsiasi età, ma è più comune nelle donne di mezza età ed anziane.

Le ricerche suggeriscono che la causa più probabile del lichen sclerosus è una reazione autoimmune in individui geneticamente predisposti.[6]

Approfondiamo la questione. Healthline dice:

Lichenification is **when your skin becomes thick and leathery.** This is usually a result of constant scratching or rubbing. When you continually scratch an area of skin or it is rubbed for a prolonged period of time, your skin cells begin to grow.[7]

Traduzione:

La lichenificazione è **quando la pelle assume una forma spessa e coriacea.** Di solito, è il risultato di un costante grattamento o sfregamento. Quando si gratta continuamente un'area della pelle, o la si strofina per un periodo di tempo prolungato, le cellule della pelle iniziano a crescere.

Sclerosus secondo Miriam Webster:

1 : **pathological hardening of tissue especially from overgrowth of fibrous tissue or increase in interstitial tissue** also : a disease characterized by sclerosis. 2 : an inability or reluctance to adapt or compromise political sclerosis.[8]

Traduzione:

1 : **indurimento patologico dei tessuti, in particolare a causa della crescita eccessiva del tessuto fibroso o dell'aumento del tessuto interstiziale** inoltre: una

malattia caratterizzata dalle sclerosi. 2 : incapacità o riluttanza ad adattarsi o a scendere a compromessi con la sclerosi.

Avrei potuto eliminare l'ultima parte della definizione di sclerosus, tuttavia, credo che la connessione mente/corpo sia importante per la guarigione, e trovo affascinante che la definizione includa "l'incapacità o la riluttanza ad adattarsi o a scendere a compromessi". So che questo è uno dei miei problemi psicologici. Anche il mio corpo sta sperimentando un'incapacità di adattarsi ai cambiamenti: che siano dovuti al cibo, all'ambiente, allo stress, a virus/batteri o ad altre cause?

È importante notare che non tutte le persone affette da questa condizione avvertono prurito e che, secondo il webinar The Centers for Vulvovaginal Disorders Lichen Sclerosus[9], l'infiammazione si verifica a livello dello strato basale della pelle vulvare. Ciò solleva una questione: L'ispessimento è dovuto ad un'attività di grattamento/abrasione ripetuta o ad altre cause?

Causa Principale e Remissione

Vedo spesso la parola remissione nei nostri gruppi LS. Accetto la remissione, ma lo Scorpione che è in me cerca sempre la verità più profonda. Voglio una cura. Non un farmaco o un intervento chirurgico. Voglio conoscere la causa principale. Se capiamo la causa principale, possiamo fermare la condizione. Non è così?

Inizialmente, mi sono domanda se il LS fosse una condizione dei tempi moderni: plastica, inquinamento, pratiche agricole industriali, cibi elaborati e additivi... i soliti colpevoli di oggi giorno. O, magari, guidata da una particolare tossina (ad esempio, arrivata intorno all'epoca del DDT). Quando mi sono avvicinata a questo pensiero, si è rapidamente dissolto. Non c'è nessuna radice.

Lichen sclerosus (LS) was described for the first time in 1887. Since then, many synonyms have been in use, notably 'Kraurosis vulvae,' 'vulvar dystrophy,' 'white spot disease,' and 'lichen sclerosus et atrophicus' or 'guttate scleroderma.'[10]

Traduzione:

Il lichen sclerosus (LS) è stato descritto per la prima volta nel 1887. Da allora, sono stati utilizzati diversi sinonimi, in particolare 'Kraurosis vulvare', 'distrofia vulvare', 'malattia delle macchie bianche' e 'lichen sclerosus et atrophicus' o 'sclerodermia guttata'.

Finora, la causa principale è più simile a una zuppa di radici ed ogni persona ha i propri ingredienti unici. Nel lungo elenco di voci possibili, la zuppa LS sembra includere qualsiasi numero e combinazione di questi ingredienti:

1. Squilibrio ormonale (estrogeni bassi)
2. Disturbi autoimmuni
3. Infezioni batteriche, parassitarie e fungine in una fase della vita (segnalazioni di borrelia: malattia di Lyme) Io ho avuto la dissenteria amebica intorno ai 20 anni
4. Intolleranze o allergie alimentari, sindrome dell'intestino gocciolante
5. Predisposizione genetica
6. Problemi nell'elaborazione di ossalati o istamine.
7. Traumi fisici, mentali o emotivi (per me, questo è il fattore meno studiato ed anche il fattore che va a braccetto con "l'incapacità di adattamento" menzionata precedentemente)

Un articolo del 2017 pubblicato su Clinical Advisor parlava di ulteriori problemi autoimmuni:

> The exact etiology of lichen sclerosus has not been ascertained; however, evidence points to an increased likelihood of an autoimmune and genetic component. In a study of 350 women with lichen sclerosus, researchers found that 21.5% had 1 or more autoimmune-related diseases, 21% had a family history of autoim-

mune disease, and 42% had autoimmune antibodies. The most common autoimmune diseases associated with lichen sclerosus are autoimmune thyroiditis, alopecia areata, vitiligo, and pernicious anemia.[11]

Traduzione:

L'esatta eziologia del lichen sclerosus non è stata accertata; tuttavia, le prove indicano una maggiore probabilità di una componente autoimmune e genetica. In uno studio condotto su 350 donne affette da lichen sclerosus, i ricercatori hanno riscontrato che il 21,5% aveva una o più malattie autoimmuni, il 21% aveva una storia familiare di malattia autoimmune ed il 42% presentava anticorpi autoimmuni. Le malattie autoimmuni più comuni associate al lichen sclerosus sono la tiroidite autoimmune, l'alopecia areata, la vitiligine e l'anemia perniciosa.

Il fatto che si abbia il LS non significa che si abbia o si svilupperà una patologia autoimmune. Per quanto ne so, il LS è la mia unica patologia. Per coloro che hanno già ricevuto una diagnosi di malattia autoimmune, può essere confortante sapere che non sono soli in questa doppia diagnosi. Lo vedo spesso ripetere nei nostri gruppi di sostegno online.

Cosa c'è in una diagnosi? Ci sono istruzione e informazioni, comunità, ed un protocollo di trattamento comune. Ma non bisogna identificarsi troppo in fretta con la diagnosi. Continuare a dire al corpo che è malato, o permettere che il vittimismo diventi l'archetipo dominante nella vostra vita, porta pochi benefici. Porta esclusivamente ad uno squilibrio nel corpo/mente/spirito. **Indipendentemente dal nome dato dalla medicina popolare, l'obiettivo è lo stesso: Ripristinare l'equilibrio.**

Da Lieve a Grave

Quando è nato mio figlio, le infermiere mi hanno dato dei "ghiaccioli": assorbenti igienici a cui è stata aggiunta un po' d'acqua e che sono stati messi nel congelatore. Lasciatemelo dire, questi assorbenti erano un vero paradiso per alleviare il dolore del parto. Li ho usati di nuovo dopo la nascita di mia figlia. Quella volta, aggiunsi ai tamponi dell'acqua di calendula per accelerare la guarigione.

Spingere un'altra persona fuori dal proprio corpo provoca un dolore notevole, infiammazioni, lacerazioni e bruciori. Ma almeno, si ha un piccolo umano adorabile da portare a casa e, una volta guariti, il dolore non torna finché non si ha un altro piccolo umano.

Sebbene paragonare il disagio del lichen sclerosus al parto possa sembrare estremo, alcune persone affette da LS provano un dolore lancinante che si ripresenta continuamente. Altre, me compresa, hanno la fortuna di avere sintomi lievi o moderati.

Quali sono i Segni ed i Sintomi del Lichen Sclerosus?

Il Cedars-Sinai identifica i sintomi comuni che possono essere inclusi nel LS:

- Vulvar itching (very common)
- Anal itching, bleeding, or pain
- Pain during sex
- Skin bruising and tearing
- Blisters
- Easy bleeding from minor rubbing of the skin
- Pain or bleeding when having a bowel movement
- Trouble urinating or pain with urination[12]

Traduzione:

- Prurito vulvare (molto comune)
- Prurito, sanguinamento o dolore anale
- Dolore durante i rapporti sessuali
- Ecchimosi e lacerazioni della pelle
- Sanguinamento frequente in relazione ai piccoli sfregamenti della pelle
- Dolore o sanguinamento durante un movimento intestinale
- Difficoltà ad urinare o dolore durante la minzione

Il problema è che ogni persona vive il LS in modo diverso. Sospetto che in corrispondenza del LS possano verificarsi anche altre problematiche che potrebbero non essere dovuti al LS.

In una delle comunità online che si occupano di LS, è stato pubblicato un sondaggio che chiedeva quali fossero i principali sintomi avvertiti dai membri del gruppo. Questi sono stati i 10 principali segni e sintomi elencati dai membri del gruppo:

- Prurito
- Sensazione di bruciore
- Arrossamento
- Chiazze bianche
- Fusione (cambiamenti strutturali)
- Piaghe simili a tagli di carta
- Infiammazione
- Sesso doloroso
- Dolore al nervo pulsante
- Gonfiore

L'elenco era in realtà lungo 25 voci e comprendeva altri elementi come vesciche di sangue, minzione frequente e dolore pulsante. Anche in questo caso, abbiamo davanti a noi una zuppa di ingredienti e non tutti possono essere correlati al LS.

Quali sono i Sintomi del Lichen Sclerosus nei Bambini?

Mi rattrista pensare che ci sono dei piccoli che hanno a che fare con questa patologia, e quanto debba essere impegnativo per un genitore o per chi se ne prende cura. L'elenco dei sintomi per i bambini varia leggermente rispetto al precedente elenco del Cedars-Sinai. Secondo il Royal Children's Hospital di Melbourne, questi sono i principali segni e sintomi del LS nei bambini:

- Itchiness
- Constipation (due to painful cracks in the skin around the anus)
- Pain when urinating
- Red and inflamed skin at the beginning, that later looks like white, shiny, wrinkled or thickened patches[13]

Traduzione:

- Prurito
- Stitichezza (a causa di fessure dolorose nella pelle intorno all'ano)
- Dolore durante la minzione
- Pelle rossa e infiammata all'inizio, che in seguito si presenta come chiazze bianche, lucide, rugose o ispessite

Come si fa a sapere se si tratta di lichen sclerosus? Esistono altre cause di prurito vulvare. Questa è la parte complessa. I sintomi possono essere dovuti, o meno, al LS. Potrebbe non essere coinvolto alcun LS, oppure potrebbe esserci il LS insieme a problematiche non correlate al LS. Uno specialista diagnosticherà il lichen sclerosus attraverso una biopsia, o tramite un'ispezione visiva.

Poiché le vulve sono un po' come i fiocchi di neve, e non ce ne sono due uguali, può essere difficile per il medico di famiglia individuare i cambiamenti. È importante che siamo noi stesse a notare i cambiamenti, segnalandoli al nostro medico. Chiedete, inoltre, di vedere uno specialista.

Appuntamento con il Dottore

La clinica del mio medico generico mi ha chiamato. "Un ginecologo ha accettato la richiesta, ma è un uomo e qui vediamo che lei ha richiesto una donna. Vuole comunque procedere con l'appuntamento?"

"Certo." Sprofondai nella mia sedia. *Perché è così difficile?* "Preferirei una donna. Però non voglio dover aspettare ancora."

"Capisco." La receptionist mi diede il nome dello specialista. "Perché non si prende un giorno di riflessione e poi ci richiama?"

"Grazie. Lo apprezzo molto." Prima di terminare la telefonata, lo stavo già cercando su Internet. Aveva fatto nascere parecchi bambini nell'ospedale dove erano nati i miei figli. Aveva buone recensioni da parte dei pazienti. *Vediamo cos'altro riesco a trovare. Oh, ecco la sua clinica.* A quanto pare faceva parte di una clinica dermatologica specializzata in disturbi vulvari, in particolare il LS. Quante erano le probabilità? Confidavo di essere in buone mani. Ho richiamato ed ho accettato l'appuntamento. Si potrebbe pensare che i tre mesi di attesa siano stati un inferno, ma mi sono messa al lavoro.

Ho fatto così tante ricerche sull'argomento che credo che la conversazione con il ginecologo sia stata affascinante per lui quanto per me. Almeno, questo è quello che mi piace pensare. Sono abbastanza sicura che lui non fosse dello stesso avviso, però. Sapeva cosa stava cercando e mi diagnosticò immediatamente il lichen sclerosus. Era due giorni prima del mio 50° compleanno. Il peggiore regalo.

Quando mi ha chiesto quali fossero le mie aspettative per il trattamento, gli ho detto che desideravo due cose:

1. Impedire ulteriori cambiamenti strutturali alla mia vulva
2. Invertire i cambiamenti già avvenuti, se possibile

Non sapevo che la seconda opzione non era ancora mai stata raggiunta da nessuno. Non ero arrivata a tanto nella mia ricerca e, in un certo senso, non volevo farlo.

Preferivo almeno tenere la porta aperta alla possibilità di una guarigione completa e di un'inversione di tendenza.

Il ginecologo mi ha prescritto una pomata steroidea topica a base di triamcinolone, mi ha detto di prenotare un appuntamento con il terapista del pavimento pelvico della clinica ed un appuntamento di controllo con lui due mesi dopo. L'ho ringraziato ed ho lasciato la clinica piena di speranza.

Nessuna delle due farmacie che ho visitato è riuscita a compilare la ricetta per la pomata. Avevano solo la crema. Non era la formula ideale, come ho appreso in seguito, a causa del contenuto di alcol nella base della crema che può irritare la pelle danneggiata. Ho chiamato la clinica dermatologica ed hanno consultato il mio ginecologo, che ha detto di procedere con la crema. Ho compilato la ricetta.

Sebbene il triamcinolone contenga una dose inferiore di steroidi rispetto al classico Clobetasolo propionato, non ero comunque entusiasta di usarlo. Mia figlia aveva avuto due anni di eruzioni cutanee impegnative, iniziate sulle mani. Mentre il medico cercava di trattarla con varie creme steroidee, l'eruzione si estese rapidamente su tutto il corpo.

Alla fine, ho portato mia figlia da un medico naturopata che mi ha consigliato di toglierle gli steroidi e le ha fatto il test per le sensibilità alimentari. Ne aveva molte. Il naturopata ha lavorato con lei per guarire l'intestino, e conseguentemente la pelle.

Dopo aver osservato il suo percorso con le creme steroidee, ho voluto provare le soluzioni naturali prima di usare uno steroide topico sulla mia vulva. Tenete presente che, quando ho chiesto al medico quanto fosse avanzata il mio LS, mi ha detto che su una scala da uno a dieci, dove dieci è reputata una forma grave, io ero circa un due. Non sono sicura se l'abbia detto per farmi sentire meglio. A questo punto non provavo più molta irritazione e, con la crema a mia disposizione, mi sentivo a mio agio nell'esplorare le alternative. Infilai la scatola bianca nell'armadietto sotto il lavandino del bagno.

Corticosteroidi

Questo è il trattamento raccomandato per il LS. I corticosteroidi topici sono prescritti per ridurre l'infiammazione ed il prurito, rallentare la progressione della malattia, arrestare la cicatrizzazione e ridurre il rischio di cancro. Parlatene con il vostro specialista. Esistono diversi tipi di pomate/creme steroidee che possono essere prescritte a seconda della gravità del LS.

La mia ricerca è proseguita nei gruppi online, ed ho letto dell'olio d'oliva ozonizzato in un thread sul LS su Reddit. Il mio negozio locale di alimenti naturali lo aveva in vendita, e questo è stato il mio passo successivo. Per le cinque settimane seguenti all'appuntamento, ho applicato l'olio d'oliva ozonizzato ogni mattina e prima di andare a letto. Lo tenevo in frigorifero. Credo che abbia l'odore delle escursioni in alta quota. Mia figlia, invece, dice che sa di cetrioli. Tra un'applicazione e l'altra ho usato del semplice olio d'oliva. Qualsiasi prurito o irritazione residua si è risolta completamente durante questo periodo. Dopo essere stata diagnosticata erroneamente anni prima e non aver fatto nulla per la mia vulva, dedicarle attenzione si è rivelato producente.

Il Controverso Borace

Ho trovato un gruppo di LS su Facebook che promuoveva gli ammolli di borace come linea di trattamento. Dopo un'altra serie di ricerche, ho acquistato una scatola di borace 20 Mule Team dal mio supermercato locale nel reparto lavanderia ed ho deciso di iniziare questa pratica. Ero scettico su questo prodotto. Se non mi avesse convinta, avrei sempre potuto usarlo per fare il bucato.

Una cosa che ho compreso, è che se ho paura di un trattamento, lo stress di esso non mi porterà benefici. Ho bisogno di sentirmi nutrita dal trattamento. Il mio insegnante di qigong, il Maestro Chunyi Lin, una volta ci disse di caricare le nostre medicine con l'energia di guarigione. Trovo che questa sia una pratica potente se non mi sento a mio agio con un particolare trattamento. Infondete in esso amore ed intenzioni di guarigione. Invece di nutrire il corpo con la paura, nutritelo con le benedizioni.

Ho trovato informazioni interessanti sul fatto che il boro presente nell'organismo aiuta il calcio ed il magnesio a non lisciviare attraverso l'urina. C'è una differenza, tuttavia, tra boro e borace. Tra gli alimenti ad alto contenuto di boro ci sono l'avocado, le prugne, il succo di prugna e le banane. Ho preso una bottiglia di succo di prugna biologico. Mi sembrava una cosa da tenere a portata di mano in caso di stitichezza. È importante muovere l'intestino regolarmente. Ne riparleremo più avanti. Non avevo alcun interesse ad aggiungere regolarmente il succo di prugna alla mia routine.

Sebbene nessuna ricerca identifichi l'infezione fungina come causa del LS, i problemi fungini potrebbero essere alla base del prurito e dell'irritazione di alcune persone affette da LS? E questo moto perpetuo di prurito/grattare esacerba poi i sintomi del LS? Perché il borace dà sollievo ad alcune persone affette da LS? Perché l'olio di cocco? Perché il gel di aloe vera, ricavato dalla pianta, è stato così efficace per me all'inizio, quando non sapevo cos'altro usare? Tutti e tre hanno qualità antimicotiche. Sono anche antinfiammatorie.

Ho accennato al fatto che il LS è una zuppa di ingredienti e, mentre alcuni di questi ingredienti sono traumi, genetica e ormoni, altri fattori che contribuiscono al mix (condimenti, se volete) possono essere più superficiali come batteri e funghi. Il prurito e l'irritazione portano a grattarsi che, a sua volta, porta alla rottura della pelle, al tessuto cicatriziale... e così via. Torniamo agli ammolli.

Nelle vostre ricerche vedrete comparire la borace.

Mountain Rose Herbs parla di questo minerale bianco e polveroso:

> Borax acts as an emulsifier, natural preservative and buffering agent for moisturizers, scrubs, and bath salts. Borax is a natural mineral which is widely used in the cosmetic industry. Since it is also utilized as a detergent, many people are surprised to learn that it is also a main ingredient in their favorite bath salt.[14]

Traduzione:

Il borace agisce come emulsionante, conservante naturale ed agente tampone per creme idratanti, scrub e sali da bagno. Il borace è un minerale naturale ampiamente utilizzato nell'industria cosmetica. Poiché viene utilizzato anche come detergente, molte persone sono sorprese nel sapere che è anche un ingrediente principale del loro sale da bagno preferito.

In un articolo del 2018 su Healthline si legge che:

> Borax exposure can irritate the skin or eyes and can also irritate the body if inhaled or exposed. People have reported burns from borax exposure to their skin.[15]

Traduzione:

L'esposizione al borace può irritare la pelle o gli occhi e può anche irritare il corpo, se inalato o esposto ad esso. Alcune persone hanno riportato ustioni dovute all'esposizione al borace sulla pelle.

Non fornirò alcuna raccomandazione di trattamento. Non sono un medico, né lo impersonifico in televisione. Il vostro protocollo è una questione tra voi ed il vostro team sanitario. Ancora una volta, ribadisco che questo libro ha lo scopo di informare sul lichen sclerosus, non di diagnosticare o curare. La connessione corpo/mente è potente. È importante sentirsi informati e nutriti durante i trattamenti, non avere paura. Decidete voi come procedere con il borace.

2
LA STRADA DELLA GUARIGIONE

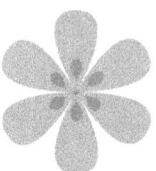

Il Mio Nuovo Migliore Amico

È stato davvero strano affrontare una conversazione informativa sul lichen sclerosus e sulla salute del pavimento pelvico mentre ero sdraiata sulla schiena, nuda dalla vita in giù, con una donna il cui dito era dentro la mia vagina.

Ho pensato alla stranezza della cosa, poi ho deciso di rilassarmi e di essere grata per i suoi 35 anni di esperienza e saggezza. Onestamente, ho imparato di più da questa terapista del pavimento pelvico che dalla ginecologa, e mi sono sentita più a mio agio con lei.

"I suoi tessuti sembrano davvero sani". Si mise ai piedi del tavolo di trattamento. "Controlliamo il tono muscolare. Una piccola pressione sul lato sinistro".

Guardai il soffitto, senza sapere dove concentrare la mia attenzione. I lucernari lasciavano entrare una generosa quantità di luce naturale nella piccola stanza. "È davvero un bello spazio". Non stavo facendo una chiacchierata scomoda. Era davvero una bella clinica. Che bello non trovarsi in un ambiente clinico noioso.

"Sì, ci siamo trasferiti in questo edificio a Marzo". Si spostò di posizione. "Ora, un po' di pressione sul lato destro. Volevamo una clinica in cui tutti noi potessimo essere facilmente raggiungibili dai pazienti, invece di dover indirizzare le persone qua e là".

"Sono rimasta scioccata e grata di aver scoperto l'esistenza di questa clinica. Dermatologia, terapia del pavimento pelvico e ginecologia sotto lo stesso tetto. Impressionante. E necessario". Ho notato un'impronta su una delle travi del soffitto. Deve essere stato un operaio edile. È strano dove la mente arriva a vagare.

"I muscoli del pavimento pelvico destro si sono atrofizzati". Ha tolto il dito. "Potrebbe essere dovuto alle lesioni spinali. Seguiremo la situazione". Si lavò le mani e cominciò a raccogliere le terapie per me.

Mi diede campioni di creme e lozioni, e mi insegnò come massaggiare i tessuti vulvari per migliorarne l'elasticità. Mi ha raccomandato di usare CeraVe® invece dell'olio d'oliva perché CeraVe contiene ceramidi. Poi mi ha chiesto della mia vita sessuale.

"Vedo molte donne con questa patologia che hanno semplicemente deciso di non fare più sesso. E ad ognuna chiedo la stessa cosa". Si sedette sulla sedia di fronte a me. "Non le piacerebbe almeno avere la *possibilità* di scegliere nuovamente di fare sesso?".

"Certo", risposi. Questa conversazione mi ha fatto sentire come se non ci fosse solo una speranza di guarigione, ma un vero e proprio percorso di cura.

Aprì il suo computer portatile e cercò le risorse che avrei potuto esplorare a casa. Ho fotografato con il mio cellulare i siti web che ha consultato.

Mi mostrò anche un contenitore di quello che secondo lei era il miglior lubrificante naturale per il sesso: Sliquid. Ho comprato un flacone quando ho pagato l'appuntamento. Sono divorziata. Sto ancora pensando di diventare una suora buddista... ma non si sa mai...

Ceramidi, Lozioni e Oli

Cosa sono le ceramidi? Secondo un articolo di Novembre 2021 pubblicato su Today:

> In short, ceramides are lipids (fatty molecules) that are found in the topmost layer of the skin to function as a barrier to protect the skin and help lock in moisture.[1]

Traduzione:

> In breve, le ceramidi sono lipidi (molecole grasse) che si trovano nello strato più superficiale della pelle e

funzionano come una barriera per proteggere la pelle e aiutare a trattenere l'umidità.

Il 25 ottobre 2020, Healthline ha commentato così:

Ceramides are made up of long-chain fatty acids that link with other important molecules to promote cellular function. Ceramides **help create a barrier to prevent permeability.** This locks moisture into your skin, which helps prevent dryness and irritation.[2]

Traduzione:

Le ceramidi sono costituite da acidi grassi a catena lunga che si legano ad altre molecole importanti per promuovere la funzione cellulare. Le ceramidi contribuiscono a **creare una barriera per evitare la permeabilità.** Questo blocca l'idratazione della pelle, aiutando a prevenire secchezza ed irritazione.

Anni di lavoro con gli oli vegetali mi hanno fatto capire che l'olio di jojoba sarebbe stata l'opzione più naturale, poiché è considerato il più vicino alla composizione della pelle e si dice che sia ricco di ceramidi. È più costoso di Cerave®, ma ne avevo già una bottiglia a casa. Ho apprezzato i campioncini gratuiti ricevuti in omaggio e li ho aggiunti alla mia scorta di pomate e lozioni sotto il lavandino del bagno. Se non funzionasse nient'altro, tornerei ai campioncini.

A parte questo, le patate dolci sono considerate dai nutrizionisti una ricca fonte di ceramidi naturali. Includo regolarmente ignami e patate dolci nella mia dieta, soprattutto dopo la menopausa. Sono versatili e forniscono fibre, vitamine e minerali (attenzione se gli ossalati sono problematici per voi).

Per le cinque settimane successive, fino a quando non ho visto il mio ginecologo per un controllo, ho usato l'olio di jojoba una volta al giorno per il massaggio del tessuto vulvare e poi ho preparato un intruglio per andare a dormire. Quando mia figlia ha lottato con quello che i medici ritenevano essere un eczema, ho comprato tutti gli unguenti, le pomate ed i balsami esistenti. Inutile dire che ho una costosa collezione di emollienti sotto il lavandino del bagno. Prima di andare a letto ho mescolato un unguento costoso con una pomata alla consolida. Li ho comprati... tanto vale usarli.

Dopo aver trovato il gruppo Facebook del LS, ho iniziato a fare uno o due bagni alla settimana con sali di magnesio, bicarbonato di sodio ed ho provato anche un po' di borace. Quello che ho notato sono state le linee in cui i tessuti si erano fusi. Quella che una volta era una superficie cutanea liscia ora era segnata da una leggera linea rossa che indicava il bordo delle labbra perse. Ero piuttosto eccitata dalla prospettiva di invertire la fusione, non ero attaccata al risultato, ma semplicemente speranzosa.

I membri del gruppo Facebook hanno riferito di aver usato una varietà di oli, lozioni e creme, dall'olio di cocco all'olio d'oliva, alle miscele commerciali, e l'olio di emu è risultato essere una scelta popolare. Non è necessario spendere una fortuna. Basta trovare ciò che funziona per voi.

A me sembra che ci sia un ordine nella guarigione:

- alleviare il prurito ed al tempo stesso lavorare per eliminare le cause del prurito (batteri, funghi, lieviti, alimentazione)
- curare i tessuti (abrasioni, fessure, irritazioni)
- rafforzare la barriera cutanea e proteggere il derma
- affrontare le infiammazioni dell'organismo

Secondo la mia fisioterapista, le pomate, gli oli e le creme devono raggiungere gli strati più profondi dei tessuti, perché è lì che si verifica l'infiammazione. Mi ha detto di massaggiare le lozioni per almeno 90 secondi per favorire l'erogazione ai tessuti. Anche l'immersione in una vasca può favorire la diffusione dei prodotti topici sulla pelle.

Movimenti Intestinali e LS

Beh, questo è un argomento di merda. Questo è probabilmente il posto più scomodo per il mio LS. Per quasi vent'anni ho pensato di avere le emorroidi. Credo che uno dei miei medici ne abbia parlato, o semplicemente ho deciso in autonomia che il problema era quello. Aveva senso: due bambini grandi e anni di sollevamento pesi. Non avevo idea che il LS causasse tessuto cicatriziale intorno alla zona anale, che può creare fessure quando le feci sono voluminose o richiedono sforzo.

La paura di fare la cacca è reale. Si spinge e si rischia una lacerazione, o si aspetta ed il dolore arriva lento. Troppa massa è problematica. Trovo che una dieta priva di glutine, zucchero e latticini sia più facile da gestire per il mio intestino. Tengo comunque sempre a portata di mano il succo di prugna (ricordate che è anche una fonte di boro). Soprattutto per i bambini affetti da LS, trovare una dieta sana che consenta movimenti intestinali confortevoli è fondamentale!

1. Assicuratevi di mangiare abbastanza frutta e verdura e che siano in accordo con il vostro sistema digestivo (la cottura può rendere più facile la digestione rispetto al crudo)
2. Riducete o eliminate gli alimenti lavorati
3. Bevete abbastanza acqua durante il giorno e mangiate grassi sani

4. Camminate o fate movimento ogni giorno
5. Includete succo di prugna quando necessario
6. Collaborare con un nutrizionista, un medico naturopata o altri specialisti per identificare eventuali sensibilità alimentari o problemi intestinali/digestivi
7. Fate attenzione alla carne rossa (a volte viene assunta al posto di cibi con quantità maggiore di fibre)
8. Rilassatevi quando siete alla toilette (rendete il vostro bagno un ambiente confortevole)

Non dimenticate di includere la zona anale nel vostro massaggio con l'olio. Assicuratevi però di non trasferire i batteri dalla zona anale alla vulva. Massaggiate prima i tessuti della vulva, e poi passate alla parte posteriore.

L'immersione in un bagno caldo può contribuire a mantenere pulita la zona e ad aiutare i tessuti ad assorbire meglio i trattamenti topici. Immergetevi per 20 minuti, asciugatevi, ed applicate il trattamento.

In questo modo **potrete** riparare e ringiovanire i tessuti in modo che il dolore non affligga più il vostro popò.

Fourchette (La Zona Ore 6)

Quando sono andata dal mio medico, nel 2017, è stato per questo dolore lancinante simile ad un vetro rotto che accompagnava la penetrazione. Si trattava della zona alle ore 6: ovvero la parte inferiore della vulva, che porta al perineo. Non avevo idea che il mio corpo avesse formato qui una spessa fascia di tessuto cicatriziale.

Mio figlio è nato con 10 giorni di anticipo e pesava tre chili e otto. Avevo una bella lacerazione ed il dottore l'ha ricucita. Mia figlia, nata tre anni dopo, pesava quattro chili e tre, e giuro che la dottoressa dovette appoggiare il piede alla fine del letto da parto per tirare fuori le spalle bloccate della mia bambina. Inutile dire che la dottoressa avrebbe potuto fare un maglione ad uncinetto di medie dimensioni nel tempo che le è servito per ricucirmi.

Il mio corpo ha compensato in modo eccessivo quello strappo e non avevo idea del tessuto cicatriziale presente. Facevo sesso, mi laceravo di nuovo, me ne facevo una ragione, e così via, finché alla fine non diventava troppo doloroso da sopportare. La penetrazione mi mandava letteralmente in fuga o in manicomio, mentre il dolore attraversava il mio intero sistema nervoso.

Ora, la mia zona ad ore 6 non solo ha una spessa fascia di tessuto cicatriziale, ma c'è anche una protuberanza cicatriziale proprio al centro, come se volesse sigillare quel tessuto con un ulteriore bottone di prevenzione sessuale. Se avessi saputo all'epoca che avevo a che fare con il LS, non avrei permesso che il ciclo di lacerazioni/guarigioni/cicatrici continuasse. Non solo è stato difficile per il mio corpo, ma anche per il mio matrimonio. Soffrivo sempre di più. Nessuno capiva cosa stesse succedendo o come aiutarmi. Il mio corpo diceva "No!", ma io non sapevo perché.

Ora, dedico maggiore attenzione all'area delle ore 6 e la massaggio delicatamente durante l'ammollo. La protuberanza cicatriziale si sta riducendo ed i tessuti stanno riacquistando elasticità.

Non mi interessano le app di incontri online, ma se così fosse, il mio profilo richiederebbe un partner con un pene di dimensioni inferiori alla media. Se non riusciamo a trovare l'umorismo nella nostra situazione, abbiamo perso ogni speranza.

I Vari Volti del Trauma

Secondo la Cleveland Clinic:

> In some cases, lichen sclerosus develops after someone has experienced trauma, such as an injury or sexual abuse. Lichen sclerosus is not a sexually transmitted disease (STD), and it's not contagious.[3]

Traduzione:

> In alcuni casi, il lichen sclerosus si sviluppa dopo un trauma, come una ferita o un abuso sessuale. Il lichen sclerosus non è una malattia a trasmissione sessuale (STD) e non è contagioso.

Il Lancet ha dato il suo contributo con questo:

...(lichen sclerosus occurs in skin already scarred or damaged), so trauma, injury, and sexual abuse have been suggested as possible triggers of symptoms in genetically predisposed people.[4]

Traduzione:

... (il lichen sclerosus si manifesta in una pelle già cicatrizzata o danneggiata), quindi traumi, lesioni e abusi sessuali sono stati suggeriti come possibili fattori scatenanti dei sintomi in persone geneticamente predisposte.

Un articolo del 2020 su Obstetrics and Gynecology International continua:

A well-known manifestation of VLS is the Koebner phenomenon. It is described as the occurrence of lesions at sites of injured or traumatized skin due to scratching or sexual activity. Thus, repeated trauma and irritation to the area may act as a precipitating factor for the disease. Radiation has also been implicated as one of the causal factors.[5]

Traduzione:

Una manifestazione ben nota del VLS è il fenomeno di Koebner. È descritto come la comparsa di lesioni in corrispondenza di siti di pelle ferita o traumatizzata a causa di grattamento o attività sessuale. Pertanto, il trauma ripetuto e l'irritazione dell'area possono agire come fattore precipitante della malattia. Anche le radiazioni sono state chiamate in causa come uno dei fattori causali.

Ora, non sono un medico o un terapeuta e non conosco la vostra situazione particolare. So, però, che per affrontare il LS dobbiamo considerare tutti i possibili elementi coinvolti. Uno studio del 2016 sul LS pubblicato nella National Library of Medicine afferma che:

> It is assumed that trauma plays a significant role as trigger in the development of lichen sclerosus. Such traumas include scratching, friction (e.g., caused by tight clothing), occlusion, surgical procedures or sexual abuse during childhood.[6]

Traduzione:

Si presume che i traumi svolgano un ruolo significativo come fattore scatenante nello sviluppo del lichen sclerosus. Tali traumi comprendono il grattamento, l'attrito (ad esempio, causato da indumenti stretti), l'occlusione, le procedure chirurgiche o un abuso sessuale durante l'infanzia.

Ho trovato strano quando la mia terapista del pavimento pelvico mi ha chiesto se ricordavo di essermi mai ferita la vulva da bambina, ad esempio in bicicletta. Era una domanda strana, eppure mi ha fatto subito ricordare di quando, a cinque anni, sono caduta con la vulva sul telaio della mia bicicletta. È stato molto doloroso. Non ho molti ricordi di quel periodo, ma di sicuro questo me lo ricordo!

Inoltre, sfido la definizione di trauma a non includere gli aspetti mentali ed emotivi. Anni o addirittura decenni di relazioni difficili, emozioni non elaborate o pensieri negativi costanti verso il proprio corpo possono manifestarsi fisicamente.

In un'intervista del 2020 su Human Window, il dottor Gabor Maté, autore di *When the Body Says No*, descrive il trauma come:

> How I think about it is that if I wounded you, if I cut your flesh, the healing would involve scar tissue forming. If the wound was great enough, you'd get a big scar, and it would be without nerve endings so you wouldn't feel, and it would be much less flexible than your normal tissue. Trauma is when there is a loss of feeling and there is a reduced flexibility in responding to the world.[7]

Traduzione:

Secondo me, se ti ferissi, se tagliassi la tua carne, la guarigione comporterebbe la formazione di tessuto cicatriziale. Se la ferita fosse abbastanza grande, si formerebbe una grande cicatrice, priva di terminazioni nervose e quindi priva di sensibilità, e molto meno flessibile del tessuto normale. Il trauma è quando si perde la sensibilità e si riduce la flessibilità nel reagire al mondo.

Il tessuto cicatriziale e la perdita di flessibilità a livello emotivo assomigliano molto al LS a livello fisico. Sebbene il Dr. Maté non parli direttamente del LS, ha qualche idea su altre condizioni:

> Se si parla con queste donne affette da endometriosi o fibromialgia, si tratta di processi fisiologici, ma sappiamo dalla scienza e dall'intuizione che la mente ed il corpo non possono essere separati. Queste persone soffrono invariabilmente di forte stress.

Il Dottor Maté riconduce il discorso allo sviluppo infantile ed al sentirsi sicuri di esprimere ciò che si era da bambini:

> Questi stress hanno a che fare con la soppressione del sé, che in realtà è iniziata nell'infanzia come mecca-

nismo di coping. Ho conosciuto persone che sono guarite dall'endometriosi o dalla fibromialgia e da condizioni ancora più minacciose grazie ad un profondo lavoro su sé stesse ed al supporto adeguato.

Un terapeuta specializzato in traumi ha fatto brevemente parte del mio percorso di LS subito dopo la diagnosi. Sono rimasta sorpresa nello scoprire come il mio sistema nervoso si fosse autocostruito per affrontare gli eventi della prima infanzia. Il mio terapeuta mi ha aiutato ad identificare alcune delle mie convinzioni fondamentali formatesi durante l'infanzia, e mi ha fornito sostegno e strumenti terapeutici.

Mi sono rivolta anche ad altre fonti di sostegno. Poiché il LS aveva deteriorato il rapporto con il mio corpo, era importante promuovere una connessione sana con la mia vulva, non solo attraverso l'ammollo ed il massaggio, ma anche con pratiche come la creazione di opere d'arte e la stesura di diari. Sapevo, grazie all'esperienza passata con la mia colonna vertebrale, che dovevo affrontare il trauma su tutti i fronti.

Arte e Scrittura

Non mi aspettavo di sentirmi così distaccata da questa parte del mio corpo. E mi sono subito resa conto che il mio crescente risentimento e la mia rabbia potevano aumentare il peso della malattia. Un giorno, mentre piangevo per lo stato delle cose lì sotto, mi è venuta un'ispirazione sorprendente: Disegnare un quadro.

Mi sembrava strano ma importante celebrare la mia vulva esattamente per quella che è. Non aveva bisogno di essere perfetta o simmetrica. Aveva solo bisogno di essere sana, e se l'arte sarebbe stata la terapia del giorno, così sia.

Ho un baule pieno di materiale artistico che ho usato quando scrivevo e pubblicavo libri per bambini. Tirai fuori i miei pennarelli preferiti, qualche foglio di carta, e li stesi sul tavolo della cucina. Conoscevo l'aspetto della mia vulva grazie alle ispezioni allo specchio ed ho ricreato il suo volto sul foglio. Ho aggiunto una serie di stelle e quarti di luna tutto intorno, per celebrarla. Per essere sicura di essermi presa tutto il tempo necessario per questa pratica, ho preso un altro pezzo di carta e ho creato una seconda immagine con maggiori dettagli.

Sorprendentemente, dopo mi sono sentita molto meglio. Creare arte è davvero una terapia. Per settimane ho esposto le mie opere in cima alla mia cassettiera, facendo pace con questa parte di me.

Scrivere un diario è stato facile. Come scrittrice, la maggior parte dei miei libri è nata come annotazioni di un diario. Da anni consiglio la stesura di diari nell'ambito dei ritiri per il benessere e per la scrittura, soprattutto dopo aver letto dei benefici della scrittura sul dolore. Di recente, mi sono imbattuta in uno studio simile in cui le persone sono state incoraggiate a scrivere dei loro più grandi traumi. Dall'articolo della BBC del 2017, Can Writing About Pain Make You Heal Faster:

> Ever since, the field psychoneuroimmunology has been exploring the link between what's now known as expressive writing, and the functioning of the immune system. The studies that followed examined the effect of expressive writing on everything from asthma and arthritis to breast cancer and migraines. In a small study conducted in Kansas, for example, it was found that women with breast cancer experienced fewer troublesome symptoms and went for fewer cancer-related appointments in the months after doing expressive writing.[8]

Traduzione:

Da allora, il campo della psiconeuroimmunologia ha esplorato il legame tra quella che oggi è nota come scrittura espressiva ed il funzionamento del sistema immunitario. Gli studi successivi hanno esaminato l'effetto della scrittura espressiva su tutto, dall'asma all'artrite, dal cancro al seno all'emicrania. In un piccolo studio condotto in Kansas, ad esempio, è stato riscontrato che le donne affette da cancro al seno hanno accusato meno sintomi fastidiosi e si sono recate a meno appuntamenti legati al cancro nei mesi successivi alla scrittura espressiva.

L'articolo prosegue con un interessante approfondimento:

Kavita Vedhara dell'Università di Nottingham ed il suo team in Nuova Zelanda hanno selezionato 120 volontari sani e li hanno costretti a scrivere di un evento angosciante, o di come avevano trascorso la giornata precedente. Tale pratica è stata eseguita da alcuni prima ed alcuni dopo una biopsia con punch sulla parte superiore del braccio. Le persone del gruppo di scrittura espressiva avevano sei volte più probabilità di avere una ferita guarita entro 10 giorni, rispetto alle persone del gruppo di controllo.

Ho trovato questo dato particolarmente interessante, dal momento che molte persone affette da LS ricevono biopsie perforanti per diagnosticare o seguire la loro condizione. Alcuni lamentano un forte dolore dopo la biopsia, mentre altri non lamentano disagi. La scrittura espressiva potrebbe essere uno strumento utile per aiutarvi prima della biopsia.

La mia pratica del diario è più efficace quando scrivo esattamente come mi sento, dove lo sento nel mio corpo e non mi censuro. Scrivo le mie paure, le mie speranze, le mie frustrazioni e la natura del dolore. Lo faccio per qualche giorno e comincio a vedere che il mio umore si alleggerisce abbastanza rapidamente. Ogni volta che sono tormentata da emozioni difficili, prendo la penna e scrivo. Poi riciclo o brucio la pagina.

Questa è una delle migliori pratiche che conosco per evitare di imbottigliare le mie emozioni. Se temete di rimanere bloccati nella negatività, seguite al vostro trauma un elenco di tutto ciò per cui siete grati. Trovo anche che fare una passeggiata nella natura successivamente sia un bene per l'anima e per lasciarsi andare. Danzate, cantate, scrollatevi tutto di dosso e ripetete il tutto a seconda delle necessità.

STRESS

Come ho detto nella sezione sulle cause del LS, si tratta di una zuppa di ingredienti e l'esperienza di ogni persona è unica. All'interno delle comunità online, tuttavia, c'è una cosa che tendiamo a condividere come causa scatenante del LS: lo stress.

Abbiamo un rapporto interessante con lo stress. La parola "stress" viene usata con la stessa frequenza della parola "occupato". Forse le due cose sono collegate. Analizziamo la questione.

Secondo la Cleveland Clinic, lo stress è naturale:

> Stress is **a normal human reaction that happens to everyone**. In fact, the human body is designed to experience stress and react to it. When you experience changes or challenges (stressors), your body produces

physical and mental responses. That's stress. Stress responses help your body adjust to new situations.⁹

Traduzione:

Lo stress è una normale reazione umana che capita a tutti. Infatti, il corpo umano è progettato per sperimentare lo stress e reagire ad esso. Quando si verificano cambiamenti o sfide (fattori di stress), il corpo produce risposte fisiche e mentali. Questo è lo stress. Le risposte allo stress aiutano il corpo ad adattarsi alle nuove situazioni.

La risposta allo stress ci aiuta ad adattarci e a crescere. Favorisce la resilienza. Ma cosa succede se siamo bloccati in una risposta allo stress?

Il dottor Gabor Maté fa luce sullo stress e sul corpo. Dal suo sito web:

Emotional stress is a major cause of physical illness, from cancer to autoimmune conditions and many other chronic diseases. The brain and body systems that process emotions are intimately connected with the hormonal apparatus, the nervous system, and in particular the immune system.¹⁰

Traduzione:

Lo stress emotivo è una delle principali cause di malattie fisiche, dal cancro alle condizioni autoimmuni e a molte altre malattie croniche. Il cervello ed i sistemi corporei che elaborano le emozioni sono intimamente connessi con l'apparato ormonale, il sistema nervoso ed in particolare il sistema immunitario.

Ho sperimentato, durante i miei anni di mal di schiena, come le emozioni possano depositarsi nel corpo. Attraverso la scrittura, l'arte, il movimento e persino il pianto, il rantolo o il canto, queste stesse emozioni possono staccarsi, creando libertà fisica.

Esistono molti tipi di stress. Tendiamo a pensare a quelli che creano sfide emotive e mentali: lavoro, relazioni, finanze, salute, ecc. Poi c'è lo stress del corpo. La mia colonna vertebrale me lo ricorda ogni volta che porto troppa spesa o sono troppo esuberante nel pilates, e mi ci vuole più tempo per riprendermi.

Uno stress più profondo è quello che non possiamo vedere: lo stress ossidativo o OS. Questo stress si verifica a livello cellulare e coinvolge la nostra capacità di gestire i radicali liberi nel corpo. LS e OS sono in relazione tra loro. E non sempre è un bene. Secondo un articolo della National Library of Medicine del 2019:

> It appears evident, as in other chronic inflammation processes, that OS plays an important role not only in

the pathogenesis, but also in the development, maintenance, and progression of LS.[11]

Traduzione:

Appare evidente, come in altri processi infiammatori cronici, che l'OS gioca un ruolo importante non solo nella patogenesi, ma anche nello sviluppo, nel mantenimento e nella progressione del LS.

Ecco una ricerca interessante che mi ha fatto ripensare allo stress ed al LS. L'articolo prosegue:

La presenza di uno squilibrio ossidativo nei tessuti malati può quindi contribuire a distruggere i tessuti della pelle e delle mucose durante il LS.

Continuiamo a seguire questo filo...

Sander et al (2004) ha riscontrato che nelle lesioni da LS sono presenti: prodotti di perossidazione lipidica in alta concentrazione nei cheratinociti degli strati cellulari basali epidermici; danni ossidativi al DNA in tutte le lesioni da LS; danni ossidativi alle proteine nelle aree di sclerosi dermica...

Cosa c'entra la perossidazione lipidica? Forse sono un po' fuori strada, ma mi sembra che questo ramo sia collegato all'albero del lichen sclerosus. La ricerca successiva, tratta dalla National Library of Medicine (2005), non è correlata al LS, ma è emersa in risposta alla mia domanda su come curare/prevenire la perossidazione lipidica (dato che è stata trovata nelle lesioni del LS):

> A combination of vitamins C and E (ascorbic acid, tocopherol) or solitary supplementation with vitamin A (retinoic acid) prevented lipid-peroxidation.[12]

Traduzione:

Una combinazione di vitamine C ed E (acido ascorbico, tocoferolo) o la sola integrazione con vitamina A (acido retinoico) ha prevenuto la perossidazione lipidica.

Anche se l'obiettivo della ricerca di cui sopra non era il LS, sembra affrontare una componente importante del precedente articolo sul lichen sclerosus:

> L'OS, attraverso la perossidazione lipidica, è probabilmente la causa più significativa del danno tissutale e della conseguente fibrosi che, con il progredire della malattia, provoca le sue complicanze tardive. L'OS è quindi parte integrante della malattia e influisce sulla sua progressione, compresa la sua possibile trasformazione maligna.

Condivido ciò che trovo entusiasmante come briciole di pane (senza glutine, ovviamente) sulla via della guarigione dal LS. L'inclusione delle vitamine C ed E o della vitamina A sembra essere utile nel trattamento del LS. Secondo la ricerca qui riportata, la chiave è l'OS. Lascio che sia l'articolo a concludere:

Considerando il ruolo che la OS svolge nel LS, l'uso terapeutico degli antiossidanti appare quindi razionale e possibile, in associazione ad altri tipi di trattamento. Lo scopo di questa opzione terapeutica non è solo quello di ridurre gli effetti dannosi dell'OS sulle cellule e sui tessuti, ma anche di ostacolare la progressione del LS e di ridurre il rischio di trasformazione maligna.

È importante collaborare con un professionista per ottenere la giusta combinazione di vitamine/minerali, nonché la dose, i tempi ed il sistema di somministrazione.

Tuttavia, ciò non significa che non si possa introdurre il consumo di alimenti contenenti questi antiossidanti e l'uso di prodotti topici che ne sono ricchi, come parte dei nostri protocolli di nutrimento. Parlatene con il vostro medico di fiducia.

È interessante notare come, nei gruppi online, alcune persone riferiscano di avere successo mangiando più alimenti chetogenici, mentre altre trovano sollievo da uno stile di vita che tende al vegetarianismo. Se consideriamo la combinazione di vitamina C ed E, troveremo alimenti di origine vegetale come semi, noci, frutta e verdura. Se esaminiamo gli alimenti chetogenici, vediamo pesci grassi, carne, uova e latticini: tutte fonti di retinolo (vitamina A).

Forse non si tratta tanto di "dieta" quanto di antiossidanti. Quando capiamo di quali nutrienti abbiamo bisogno per nutrirci e prevenire o riparare lo stress ossidativo e la perossidazione lipidica, possiamo pianificare i nostri pasti di conseguenza. Nel prossimo capitolo parlerò più approfonditamente dell'alimentazione.

Naturalmente, sono necessarie ulteriori ricerche.

Questo è solo un pezzo del puzzle del LS, ma abbiamo bisogno di tutti i pezzi per completarlo. Se non possiamo ancora prevenire o curare il LS, forse possiamo intervenire su ciascuno dei principali fattori coinvolti.

Ho menzionato la salute dell'intestino come un altro pezzo di questo puzzle. Possiamo anche considerare la salute cellulare ed affrontare lo stress ossidativo nei nostri tessuti e lo stress mentale/emotivo/fisico nella nostra vita.

È tutto collegato.

Quando ho iniziato a scrivere questa sezione sullo stress, non avevo idea che sarei finita a parlare di OS e antiossidanti. E pensare che stavo per dirvi di respirare. In realtà, lo farò a breve, ma lo farò in una sezione separata.

Infiammazione e Depressione

Proprio quando pensavo che parlare della mia vulva fosse il picco massimo di vulnerabilità... Ammetto che la depressione è stata un'interessante amica invisibile nel corso della mia vita. Come e quando si presentasse, e se ne andasse, spesso mi sfuggiva. Fino alla mia seconda lesione spinale, sei anni fa, quando ho visto chiaramente il suo arrivo e mi sono resa conto di un importante collegamento. Non era un solo amico invisibile a farmi visita, ma due. Infiammazione e depressione spesso viaggiano insieme. L'esperienza ha avuto un tale impatto su di me che ne ho scritto in *Awakening on Purpose: Trusting the call*:

> La depressione impiegò meno di una settimana per accamparsi. Era un'oscurità strana, che non derivava dalla mancanza di sonno o dal dolore. Sembrava uno straniero che si nutriva dell'infiammazione che devastava la mia colonna vertebrale. Il mio mondo si oscurò.
>
> "Ho indossato questo vestito tutti i giorni questa settimana", dissi a Tanya mentre eravamo sedute sulla panchina del parco ad aspettare che i nostri figli uscissero da scuola. "Una cosa sola. È l'unica cosa per cui ho energia. Una cosa al giorno. A quanto pare, continuare ad indossare questo vestito è

*quella cosa". Mi sedetti guardando in
avanti, mentre lei si sedette alla mia destra.
Girare la testa era fuori discussione.*

Se una parte della nostra depressione accompagna la diagnosi di LS, un'altra parte potrebbe essere in atto a nostra insaputa. Un articolo del 2019 su The Role of Inflammation on Depression and Fatigue (Il ruolo dell'infiammazione nella depressione e nella stanchezza) dice questo:

> Depression and fatigue are conditions responsible for heavy global societal burden, especially in patients already suffering from chronic diseases. These symptoms have been identified by those affected as some of the most disabling symptoms which affect the quality of life and productivity of the individual. While many factors play a role in the development of depression and fatigue, both have been associated with increased inflammatory activation of the immune system affecting both the periphery and the central nervous system (CNS).[13]

Traduzione:

La depressione e l'affaticamento sono condizioni responsabili di un pesante carico sociale globale, soprattutto nei pazienti già affetti da malattie croniche.

Questi sintomi sono stati identificati da coloro che ne sono affetti come alcuni dei più invalidanti, che incidono sulla qualità della vita e sulla produttività dell'individuo. Sebbene molti fattori giochino un ruolo nello sviluppo della depressione e della fatica, entrambi sono stati associati ad un'aumentata attivazione infiammatoria del sistema immunitario che interessa sia il sistema periferico che il sistema nervoso centrale (SNC).

Trovo comunque che la mia lesione cervicale era più una strada a senso unico: la lesione causa infiammazione, che porta a depressione e stanchezza, mi chiedo anche se questa strada possa cambiare direzione: la depressione e la stanchezza causano infiammazione, che porta ad altre lesioni. Ancora una volta, affrontare l'infiammazione e tutte le sue cause sembra essere una priorità nel trattamento delle malattie, compreso il LS.

Non è detto che il nostro carico infiammatorio sia superiore a quello degli altri, ma che la nostra risposta sia alterata. Mi ci sono voluti sei anni per ristabilire la sicurezza del mio sistema nervoso dopo la lesione alla colonna vertebrale cervicale. È stata una delle prime cose su cui ho lavorato dopo la diagnosi di LS.

Ed il Respiro?

Ho insegnato meditazione per anni ed ho sentito molti partecipanti commentare quanto fosse difficile meditare. La meditazione può sembrare impegnativa, ma vi dirò quello che dicevo ai miei clienti:
La porta d'accesso alla meditazione è il respiro.
Secondo la National Library of Medicine:

Diaphragmatic breathing is relaxing and therapeutic, reduces stress, and is a fundamental procedure of Pranayama Yoga, Zen, transcendental meditation and other meditation practices. Analysis of oxidative stress levels in people who meditate indicated that meditation correlates with lower oxidative stress levels, lower cortisol levels and higher melatonin levels.[14]

Traduzione:

La respirazione diaframmatica è rilassante e terapeutica, riduce lo stress ed è una procedura fondamentale del Pranayama Yoga, dello Zen, della meditazione trascendentale e di altre pratiche di meditazione. L'analisi dei livelli di stress ossidativo nelle persone che meditano ha indicato che la meditazione è correlata a livelli di stress ossidativo più bassi, a livelli di cortisolo più bassi e a livelli di melatonina più elevati.

Avete capito bene, vero? "...la meditazione è correlata a livelli più bassi di stress ossidativo". Ho menzionato il ruolo dell'OS per quanto riguarda il LS ed anche le vitamine che si dice aiutino, ma che dire del respiro? E se una pratica quotidiana come il respiro abbassasse i livelli di OS?

La pratica del respiro ha un effetto diretto sul sistema nervoso. Il corpo è predisposto per bilanciare il ramo parasimpatico ed il ramo simpatico del sistema nervoso. Un tempo, il nostro ritmo circadiano naturale ci teneva in riga. Oggi, tra illuminazione artificiale, lavoro a turni, disturbi del sonno, stili di vita frenetici e ricchi di informazioni... l'equilibrio ha lasciato l'edificio.

Un articolo del 2018, Neuromodulation in Inflammatory Skin Disease, sostiene la tesi del ripristino dell'equilibrio:

> Nervous system tone plays an important role in inflammatory disease, as increased autonomic imbalance has been associated with diminished response to anti-inflammatory treatment. Thus, restoration of this balance presents a potential treatment option for inflammatory disease.[15]

Traduzione:

> Il tono del sistema nervoso svolge un ruolo importante nelle malattie infiammatorie, poiché un maggiore squi-

librio autonomico è stato associato ad una minore risposta al trattamento antinfiammatorio. Pertanto, il ripristino di questo equilibrio rappresenta una potenziale opzione terapeutica per le malattie infiammatorie.

L'articolo afferma:

I noti squilibri autonomici (simpatico > parasimpatico) riscontrati nelle malattie infiammatorie danno credito al fatto che il riflesso infiammatorio sia parte integrante della patogenesi di queste malattie...

Il "simpatico" è il ramo del sistema nervoso responsabile della lotta o della fuga. Il ramo parasimpatico è responsabile della nostra modalità di riposo e digestione. È qui che spesso avvengono il rilassamento e la riparazione.

Le scoperte sull'importanza del tono parasimpatico nella risposta infiammatoria hanno evidenziato il ruolo del sistema nervoso nel mantenimento di una corretta funzione immunitaria.

Sembra, quindi, che le persone affette da malattie infiammatorie, come il LS, passino più tempo in modalità simpatica (lotta o fuga) che in modalità parasimpatica (riposo e digestione). Possiamo affrontare questo squilibrio.

Qual è un metodo per migliorare il tono parasimpatico? Il respiro.

Secondo un articolo del 2018 pubblicato su CBC Life:

Breathing deeply, with a slow and steady inhalation to exhalation ratio, signals our parasympathetic nervous system to calm the body down. Long, deep breaths can also manage our stress responses to help decrease anxiety, fear, racing thoughts, a rapid heartbeat and shallow chest breathing. These responses can directly impact our physical, mental and emotional health, and longevity.[16]

Traduzione:

Respirare profondamente, con un rapporto lento e costante tra inspirazione ed espirazione, segnala al nostro sistema nervoso parasimpatico di calmare il corpo. Respiri lunghi e profondi possono anche gestire le nostre risposte allo stress e contribuire a ridurre l'ansia, la paura, i pensieri affannosi, il battito cardiaco accelerato e la respirazione toracica superficiale. Queste risposte possono avere un impatto diretto sulla nostra salute fisica, mentale, emotiva e sulla nostra longevità.

Il respiro è potente e disponibile in ogni momento. È anche gratuito!

La pratica del respiro si adatta ai *vostri* impegni. Scegliete una pratica di 20 minuti consecutivi e/o un minuto di pratica ogni ora durante la giornata. Io ho una pratica preferita al mattino ed alla sera, e quando la mia mente si affanna durante la giornata, faccio una pausa di respirazione.

Uno dei respiri più semplici da imparare è la respirazione di pancia o diaframmatica. È anche ottima da eseguire con i bambini. Secondo il John Hopkins All Children's Hospital:

> Diaphragmatic breathing can help in managing symptoms of chronic pain, irritable bowel syndrome, depression, anxiety and sleep disorders.
>
> Diaphragmatic breathing assists in:
> - Lowering blood pressure
> - Lowering heart rate
> - Decreasing levels of cortisol (stress hormone) in body
> - Improving core muscle stability
> - Decreasing chances of injuring muscles
> - Improving ability to tolerate exercise[17]

Traduzione:

La respirazione diaframmatica può aiutare a gestire i sintomi del dolore cronico, della sindrome dell'intestino irritabile, della depressione, dell'ansia e dei disturbi del sonno.

La respirazione diaframmatica aiuta ad:

- Abbassare la pressione sanguigna
- Abbassare la frequenza cardiaca
- Ridurre i livelli di cortisolo (ormone dello stress) nell'organismo
- Migliorare la stabilità dei muscoli centrali
- Diminuire le possibilità di lesioni muscolari
- Migliorare la tollerabilità dell'esercizio fisico

Provate ora la respirazione di pancia:

1. Seduti dove siete, rilassate le spalle, la pancia e la mascella
2. Mettete una mano sulla pancia
3. Inspirate lentamente dal naso mentre la pancia spinge verso la mano (dico ai bambini che è come riempire un palloncino d'aria). Cercate di mantenere il petto fermo
4. Espirate lentamente dal naso mentre tirate la pancia verso l'interno (fate uscire l'aria dal palloncino). Potrebbero essere necessari alcuni respiri per percepire il movimento della pancia verso la mano
5. Ripetete per 2-5 minuti, concentrandovi sul movimento della pancia e del respiro insieme.

Sebbene sia bene iniziare con pochi minuti (di solito è il tempo che i bambini riescono a mantenere la loro attenzione attiva), gli adulti possono scoprire che una pratica quotidiana più lunga può dare maggiori benefici nella gestione dello stress da LS.

Per anni ho insegnato la respirazione a narici alterne. Ho scritto della mia esperienza con questa pratica di *nadi shodhana* nel mio libro di memorie, *An Accidental Awakening: It's not About Yoga; It's About Family*. L'ho praticata per 11 minuti al giorno per un anno. Ha avuto un effetto profondo sulla mia salute fisica e mentale, anche se ci è voluto un po' perché 11 minuti non sembrassero più un'ora.

La respirazione continua ad essere una delle pratiche migliori che faccio per la mia salute fisica e mentale, compresa quella pelvica. Prima, ho parlato dell'importanza di aggiungere un ottimo terapista del pavimento pelvico al vostro team di supporto. Ebbene, l'Associazione canadese di fisioterapia è d'accordo sul respiro:

> Breath control or pranayama (breathing methods) have long been used in yoga and can be used to downregulate the nervous system. Abdominal-Diaphragmatic breathing and Alternate Nostril breathing (Nadi Shodhana) can both be used to decrease tension in the pelvic floor.[18]

Traduzione:

Il controllo del respiro o pranayama (metodo di respirazione) è stato a lungo utilizzato nello yoga e può essere impiegato per ridurre la regolazione del sistema nervoso. La respirazione addominale-diaframmatica e la respirazione a narici alternate (Nadi Shodhana) possono entrambe essere utilizzate per diminuire la tensione del pavimento pelvico.

Un'ulteriore ragione per impegnarsi nella pratica del respiro per aiutarci a guarire dallo stress del LS. Onestamente, tra l'aumento dell'ansia, delle preoccupazioni, dell'insonnia e dello stress ossidativo con il lichen sclerosus, passare alla modalità parasimpatica (riposo e digestione) attraverso la pratica del respiro offre una serie di benefici ed una pratica di benessere per tutta la vita.

Naturalmente, se ogni giorno vi concedete 10-30 minuti per immergervi davvero in una pratica, credo che i benefici aumenteranno. Mettete una musica rilassante, chiudete gli occhi e praticate subito cinque minuti di respirazione di pancia. Lasciate che le spalle si abbassino e che il respiro si regolarizzi durante la pratica.

Credo che vi sentirete così bene che troverete il tempo per farlo ogni giorno. Provate la respirazione a pancia in giù con un cuscino sotto le ginocchia. Affondate nel letto o sul pavimento, ovunque vi esercitiate. Inspirate e lasciate che la pancia si sollevi lentamente. Espirate e tirate dolcemente la pancia verso l'interno. È coooooosì rigenerante.

3
DAL CIBO AL DIGIUNO

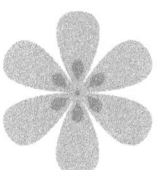

Sensibilità Alimentari

Ho incontrato il mio nutrizionista la settimana scorsa per la visita di controllo. Sentirete parlare molto di sensibilità alimentare e di LS. Sentirete parlare di diete a basso contenuto di ossalati, paleo, succhi di frutta... Onestamente, come ex personal trainer e persona con oltre 20 anni di esperienza nel settore del fitness/salute, cosa mangiare e quando mangiare non è mai stato così confusionario per me.

Si potrebbe pensare che, con tutte le scelte a nostra disposizione, tutte le ricerche e le competenze, abbiamo già la verità in tasca. Ma la scelta ed il consumo di cibo sono più stressanti che mai! Volevo qualcuno che mi togliesse un po' di fatica nell'affrontare i pasti. Avevo eliminato il glutine, limitato i latticini e ridotto lo zucchero. Ora, avevo bisogno di qualcuno che mi riportasse alle basi e mi fornisse gli elementi fondamentali per guarire l'intestino, nutrire le surrenali e la tiroide ed eliminare le congetture e lo stress della pianificazione dei pasti.

Ho trovato una nutrizionista che lavora con me per bilanciare i livelli di zucchero nel sangue durante la giornata e per introdurre gli alimenti lentamente, in modo da poter valutare la risposta del mio corpo. La sua filosofia non è quella di promuovere una vita di alimenti limitati, ma di curare il corpo in modo da poter godere di una varietà di alimenti e permettere al corpo di ricevere la maggior parte dei nutrienti da alimenti integrali.

La mia filosofia è quella di eliminare gli alimenti che mi danno problemi o causano infiammazioni nel corpo fino a quando non riesco a guarire i miei sistemi. Poi, riprenderò una dieta equilibrata. La preparazione è importante quanto il tipo di alimento.

L'ammollo, la tostatura, la macinatura ed altre tecniche sono utilizzate per favorire la digestione e l'assorbimento dei nutrienti. Mangiare in modo semplice e stagionale è benefico. L'atteggiamento verso il cibo è importante. Scegliamo di sentirci nutriti. La collaborazione con un professionista esperto di patologie autoimmuni può essere un'ottima aggiunta al vostro team di cura.

Il mio nutrizionista mi fa fare il brodo di carne. Non è il mio preferito, ma vivo in Canada dove fa freddo per gran parte dell'anno, quindi il brodo di carne mi sembra nutriente. Si pone anche l'accento sui grassi sani. Apporto semplici cambiamenti e noto come mi sento mentre lo faccio.

LS e Dieta

Se avete una storia di disturbi alimentari o se ritenete che il tema della dieta (per dieta intendo i cibi che mangiamo per nutrirci) non sia di supporto al vostro percorso, saltate questo capitolo. Ci sono molti canali disponibili per aiutarvi a gestire il vostro LS. Non dovete contribuire al vostro carico di stress. Lavorate con un nutrizionista e un terapeuta professionista se desiderate seguire terapie dietetiche per il LS.

Per me, l'adozione di una dieta nutriente per il LS sembra comportare un processo di **riduzione dell'infiammazione, di guarigione dell'intestino, di consumo di alimenti ricchi di sostanze nutritive (compresi i grassi sani) e di bilanciamento della glicemia.**

In questo capitolo tratterò gli alimenti che molte persone affette da LS riducono o evitano. Prestare attenzione a questi alimenti nella vostra dieta ed al loro effetto può aiutarvi a gestire i sintomi del LS.

Tenete presente che una dieta non è adatta a tutti. È importante tenere a mente la propria costituzione unica, le esigenze del corpo ed i fattori di stress, nonché gli squilibri della salute dell'intestino. A volte, le persone scoprono di avere sensibilità a determinati alimenti e, una volta eliminati, i sintomi del LS diminuiscono. Collaborate con il vostro medico, naturopata o nutrizionista per identificare eventuali allergie/sensibilità e migliorare la salute dell'intestino.

È tutto collegato. Il vostro corpo è una bellissima orchestra. Gli organi sono gli strumenti e, a volte, non sono in armonia. Con un po' di cura ed attenzione, possiamo riportarli all'equilibrio.

Non si tratta di fare del cibo un nemico. Si tratta di trovare ciò che vi nutre. Fate un cambiamento alla volta e tenete un diario per annotare le differenze che notate. Cosa succede quando si elimina lo zucchero o il glutine? Come vi sentite quando riducete gradualmente gli alimenti ad alto contenuto di ossalati come gli spinaci o di istamina come l'alcol?

Digiuno Intermittente

Secondo la Johns Hopkins Medicine:

> Intermittent fasting is an eating plan that switches between fasting and eating on a regular schedule. Research shows that intermittent fasting is a way to manage your weight and prevent — or even reverse — some forms of disease. But how do you do it? And is it safe?[1]

Traduzione:

Il digiuno intermittente è un piano alimentare che alterna il digiuno ad un'alimentazione regolare. Le ricerche dimostrano che il digiuno intermittente è un modo per gestire il peso e prevenire - o addirittura invertire - alcune forme di malattia. Ma come si fa? Ed è sicuro?

L'articolo prosegue dicendo che:

Esistono diversi modi per praticare il digiuno intermittente, ma tutti si basano sulla scelta di periodi regolari per mangiare e digiunare. Per esempio, si può provare a mangiare solo durante un periodo di otto ore al giorno e digiunare per il resto. Oppure, si può scegliere di mangiare solo un pasto al giorno per due giorni alla settimana. Esistono diversi programmi di digiuno intermittente.

Trovo che non si tratti unicamente di seguire un programma, quanto di scoprire la propria routine alimentare ideale. Io uso il digiuno intermittente per bilanciare i livelli di zucchero nel sangue durante la giornata. Alcune persone scelgono di fare due pasti abbondanti al giorno. Per me non funziona. Mangiare troppe calorie in una sola volta crea stress al mio sistema.

Ho notato che riesco a mangiare bene ogni 3-4 ore

circa durante la mia finestra di tempo. Quindi, è quello che faccio. Si noti che attualmente non esistono studi specifici sull'interazione tra il lichen sclerosus ed il digiuno intermittente. L'alimentazione è un percorso personale.

Nel mio libro Nourish: *Ayurveda-inspired 21-day Detox*, una delle pratiche che suggerisco è di non fare spuntini dopo cena. I miei clienti hanno riportato benefici come un sonno migliore, perdita di peso (se indicato), miglioramento della digestione e dell'umore (una volta superata la dipendenza dagli spuntini serali). Questa è una pratica che ha funzionato anche per me.

Faccio slittare l'orario della cena un po' più avanti, intorno alle 19:00, in modo da non avere fame prima di andare a letto (dalle 22:30 alle 23:00). E mi piace fare colazione tra le 9.30 e le 10.00. In questo modo ho una finestra di digiuno di 14-15 ore ed una finestra di consumo di 9-10 ore. Per me funziona bene così. Trovate quello che fa per **voi**.

Il digiuno intermittente può curare l'intestino?

Le sezioni successive su zucchero, glutine e latticini si concentrano non solo sugli alimenti in sé, ma anche sulla guarigione dell'intestino. Si tratta di un problema che si ripresenta spesso nei disturbi autoimmuni. Ecco cosa dice il blog del Cedars-Sinai:

> We've done studies looking at the effects of doing a single fast by looking at changes in the gut microbiome

(the collection of microscopic organisms—including bacteria, fungi and viruses—that lives in our bodies) and markers of inflammation in the gut in mice. We also studied healthy humans to look at the gut microbiome to see how it changes with 2 fasts per week. At the 12-16 hour mark, we saw a dramatic shift in the gut microbiome population after fasting for that period. Certain bacteria are super responsive to fasting, and those tend to be beneficial bacteria. The concept is that with intermittent fasting, you could permanently grow those bacteria and experience the associated benefits.[2]

Traduzione:

Abbiamo condotto degli studi sugli effetti di un singolo digiuno, analizzando i cambiamenti nel microbioma intestinale (l'insieme di organismi microscopici - tra cui batteri, funghi e virus - che vivono nel nostro corpo) ed i marcatori dell'infiammazione intestinale nei topi. Abbiamo anche studiato esseri umani sani per esaminare il microbioma intestinale e vedere come cambia con 2 digiuni alla settimana. Dopo 12-16 ore di digiuno, abbiamo osservato un drastico cambiamento nella popolazione del microbioma intestinale. Alcuni batteri sono molto reattivi al digiuno e tendono ad essere batteri benefici. Il concetto è che con il digiuno intermittente si potrebbero far crescere in modo permanente quei batteri e sperimentare i benefici associati.

È affascinante. Un cambiamento nel modo e nel momento in cui mangiamo può potenzialmente migliorare i nostri batteri buoni e la nostra salute generale dell'intestino.

Quanto tempo prima di sapere se il digiuno intermittente funziona per me?

L'articolo della Johns Hopkins Medicine risponde a questa domanda:

> Le ricerche di Mattson dimostrano che possono essere necessarie dalle due alle quattro settimane prima che il corpo si abitui al digiuno intermittente. Potreste sentirvi affamati o irritabili mentre vi abituate alla nuova routine. Ma, osserva il ricercatore, i soggetti che superano il periodo di adattamento tendono a seguire il programma, perché notano di sentirsi meglio.

Questo è il punto cruciale. "Si accorgono di sentirsi meglio". Questo è ciò che leggo nelle comunità online di LS per coloro che hanno provato il DI. Quando si inizia a sentirsi meglio, si vuole continuare a sentirsi meglio, quindi si è motivati a continuare il proprio rituale nutritivo di DI.

Chi non dovrebbe provare il digiuno intermittente?

L'articolo della Johns Hopkins consiglia:

> Williams sottolinea che, prima di provare il digiuno intermittente (o qualsiasi altra dieta), è necessario

consultare il proprio medico di base. Alcune persone dovrebbero evitare di provare il digiuno intermittente, tra cui:

- Bambini e adolescenti di età inferiore ai 18 anni.
- Donne in gravidanza o in fase di allattamento.
- Persone con diabete o problemi di glicemia.
- Persone con una storia di disturbi alimentari.

Parlate con il vostro medico curante per capire se il DI è adatto a voi. Se non siete sicuri da dove cominciare, spesso basta eliminare lo spuntino serale per sentirsi meglio nel proprio corpo. Assicuratevi di mangiare abbastanza alimenti ricchi di sostanze nutritive nella vostra giornata.

Senza Zuccheri

Quando ero piccola, ogni Pasqua ricevevo uno di quei coniglietti di cioccolato giganti. Beh, gigante è relativo, ero piccola. Gli rompevo le orecchie in preda ad una deliziosa attesa, davo un morso e poi rimettevo prontamente il coniglietto sfigurato nella scatola e sotto il letto. Alla fine, la mamma si arrabbiava perché attirava gli insetti. Vivevamo in una fattoria.

Non mi scuso per aver infilato quel cioccolato ceroso, zuccheroso e insapore sotto il mio letto. Sono un'amante del cioccolato e lo sono stata per la maggior parte della mia vita. Tuttavia, per me il cioccolato, quello buono, è come una tisana: una medicina ad alta vibrazione e ad alta densità di sostanze nutritive proveniente dalla Madre Terra (tuttavia, è anche ricco di ossalati).

Lo zucchero non è un problema per me. Non mi piacciono le caramelle. Non bevo bibite. Non è che non mangio mai zucchero, ma di certo mi accorgo di quando lo mangio. In effetti, gestire i miei livelli di zucchero nel sangue è una delle cose migliori che faccio sia per la menopausa che per il LS.

Quindi, cosa c'entra lo zucchero con il lichen sclerosus?

Credo che la salute dell'intestino sia la chiave per una buona salute. E lo zucchero svolge un ruolo importante in questo mistero. Secondo il dottor Suhirdan, gastroenterologo ed epatologo:

> **Too much sugar can reduce beneficial bacteria, leading to a leaky gut syndrome.** An increase of pathogenic bacteria, which is the species of microorganisms that cause diseases, can lead to a condition known as dysbiosis. An increase of this type of bacteria causes changes to the internal mucosal barrier of the intestine.[3]

Traduzione:

> **Troppo zucchero può ridurre i batteri benefici, provocando la sindrome dell'intestino chiuso.** Un

aumento dei batteri patogeni, ovvero delle specie di microrganismi che causano malattie, può portare a una condizione nota come disbiosi. L'aumento di questo tipo di batteri provoca alterazioni della barriera della mucosa interna dell'intestino.

Il gastroenterologo di Sydney prosegue affermando che:

> Nel microbioma intestinale di un individuo sono presenti fino a 1000 specie di batteri. Le cellule batteriche presenti nel corpo superano le cellule umane di circa 10.000 miliardi. Mentre la maggior parte delle specie è benefica per la nostra salute, alcune specie sono causa di malattie.

Se esiste la possibilità che un'infezione batterica, parassitaria o fungina abbia un ruolo nell'aggravare il LS, sembra importante fare del nostro meglio per garantire non solo un rivestimento intestinale sano, ma anche un microbioma intestinale felice.

Come fare? Piuttosto che pompare probiotici sulla festa batterica dell'intestino, dobbiamo innanzitutto eliminare il carburante per i batteri che non vogliamo. Riducendo lo zucchero, i batteri indesiderati si sposteranno. (Ok, moriranno, ma sembra un modo tragico di concludere una festa).

Salute dell'intestino e bambini con lichen sclerosus.

Uno studio pilota pubblicato nella National Library of Medicine nel 2021 ha esaminato il LS nei bambini in relazione alla pelle e al microbiota intestinale. Lo studio ha commentato così i risultati:

> In the gut samples, girls with LS had a significantly higher relative abundance of Dialister spp., Clostridiales spp., Paraprevotella spp., Escherichia coli, Bifidobacterium adolescentis, and Akkermansia muciniphila, and a lower relative abundance of Roseburia faecis and Ruminococcus bromii compared to controls. These results suggest a potential association between cutaneous and gut dysbiosis and pediatric vulvar LS.[4]

Traduzione:

Nei campioni intestinali, le ragazze con LS presentavano un'abbondanza significativamente più elevata di Dialister spp., Clostridiales spp., Paraprevotella spp., Escherichia coli, Bifidobacterium adolescentis e Akkermansia muciniphila e un'abbondanza relativa più bassa di Roseburia faecis e Ruminococcus bromii rispetto alla norma. Questi risultati suggeriscono una potenziale associazione tra disbiosi cutanea ed intestinale e LS vulvare pediatrico.

Si tratta di una questione piuttosto importante. Sappiamo che la salute del nostro intestino ed il nostro sistema immunitario sono collegati. Credo che possiamo iniziare ad affrontare le condizioni autoimmuni, compresa il LS, prestando attenzione alla salute del nostro intestino.

Un'altra nota del gastroenterologo di Sydney sul tempo necessario per migliorare il bioma intestinale:

> A seconda dell'entità dell'effetto dello zucchero sui batteri intestinali, il microbioma intestinale potrebbe richiedere del tempo per migliorare. Detto questo, il tempo medio necessario per costruire un microbioma intestinale sano è di circa 6 mesi.

Non esiste una soluzione rapida per ritrovare la salute. Tuttavia, è un viaggio che vale la pena intraprendere. La riduzione degli zuccheri è un ennesimo passo promettente lungo la strada del LS verso la salute. Anche in questo caso, non si tratta di etichettare un alimento come buono o cattivo, ma di capire cosa è nutriente per voi in questo momento.

E non è colpa vostra. Non è così semplice come quello che avete mangiato in passato. C'è la nutrizione, il bioma ereditato, gli antibiotici prescritti in eccesso, le pratiche agricole, l'impoverimento del suolo e la produzione di cibo su scala globale... è un'intera palla di cera (e sapete quanto non mi piaccia mangiare cera). Non posso cambiare l'intero sistema in questo momento. Quello che posso fare è optare ogni giorno per delle scelte semplici e nutrienti.

Tenere a bada i prodotti confezionati. Mantenere una dieta integrale. Chiedere il supporto di un nutrizionista o scoprire online ricette nutrienti senza zucchero.

Se dovete disabituarvi (o disabituare i vostri figli) allo zucchero, optate per il miele, lo sciroppo d'acero puro o la frutta. Anche se compro ancora il cioccolato, da oltre dieci anni lo preparo da me. In questo modo, scelgo io gli ingredienti: niente cera, niente zucchero raffinato. E non finisce mai sotto il letto.

Senza Glutine

Secondo la Gluten Free Society:

There are a number of triggers for autoimmunity... a simple overview of these triggers:

- Foods (gluten, dairy, processed sugar are common)
    - Chemicals (pesticides, heavy metals, plastics, etc)
    - Nutritional Deficiencies (vitamin and mineral inadequacy)
    - Microbes (viral, bacterial, fungal, parasitic)
    - Intense prolonged stress
    - Genetic predisposition[5]

Traduzione:

Esistono diversi fattori scatenanti l'autoimmunità... una semplice panoramica di questi fattori:

- Alimenti (glutine, latticini, zuccheri lavorati sono comuni).
- Sostanze chimiche (pesticidi, metalli pesanti, plastica, ecc.)
- Carenze nutrizionali (carenza di vitamine e minerali)
- Microbi (virali, batterici, fungini, parassiti)
- Stress intenso e prolungato
- Predisposizione genetica

L'elenco sopra riportato suona familiare: molte delle stesse cause che ho elencato per il LS. Non entrerò nel dibattito sul glutine. Non ha senso rendere qualcosa un nemico. L'obiettivo è eliminare tutti gli alimenti che possono aumentare il carico di infiammazione, quindi curare il corpo con aggiunte nutrienti.

Non si tratta di concentrarsi su ciò che non si può mangiare, ma di aggiungere alimenti più densi di sostanze nutritive che alimentino le vostre esigenze specifiche.

Prima della diagnosi di LS, i miei sensi di ragno mi dicevano di eliminare il glutine, non solo per 30 giorni, ma per sei mesi o un anno e vedere cosa succedeva. Dopo i primi tre mesi, non riuscivo a credere a quanto fosse piatta la mia pancia. Non c'era gonfiore o pigrizia. La stitichezza era rara. Inoltre, ho smesso di russare, cosa che era diventata un problema durante la menopausa. Quando gli ormoni diminuiscono, l'infiammazione può aumentare.

Nota: non affidatevi ai prodotti senza glutine confezionati. Sostituite il glutine con alimenti integrali: verdura, frutta, carne e grassi sani.

Senza Latticini

Pensavo che lo yogurt mi facesse venire la candida. Doveva essere il contrario: lo yogurt doveva essere utile per eliminare le infezioni da lievito. Adoro lo yogurt. Ma se lo mangio per più di due o tre giorni, si manifesta un'irritazione pruriginosa.

Una volta diagnosticata il LS, ho capito che non era un'infezione da lievito scatenata dallo yogurt, ma il LS. O i latticini non funzionavano per me, o i probiotici contenuti non erano quelli giusti, o i livelli più alti di istamina nello yogurt entravano in gioco. Parleremo delle istamine nella prossima sezione.

Ho smesso di bere latte anni fa, quando i miei figli erano piccoli ed i latticini provocavano loro problemi digestivi, orecchie tappate e russamento. Poi, mi sono abituata ad una dieta senza latte. Ho scoperto che il burro va bene per me, quindi lo tengo a portata di mano per le sue proprietà nutritive e deliziose. Di tanto in tanto mi piace anche il formaggio a pasta molle.

Anche i latticini sono un pezzo del puzzle del mio russare in menopausa. Come il Triangolo delle Bermuda, il glutine, i latticini e lo zucchero sono una forza misteriosa e sono il punto in cui il mio russare è peggiorato.

Quando riduco/elimino questi ingredienti, il russare scompare.

Non vi sto dicendo che i latticini sono alla base del vostro russare, ma vi sto incoraggiando a conversare con il vostro corpo. Siate curiosi di sapere cosa mangiate e perché. Notate cosa vi nutre e cosa non vi nutre più in questo momento.

Lavorate con un nutrizionista o fate delle ricerche personali. Tenete un diario. È facile dimenticare di giorno in giorno come ci sentiamo. Annotate la data, cosa avete mangiato, quando e dove (eravate al tavolo della cucina ad ascoltare Mozart o a mangiare in macchina?). Poi, annotate tutto ciò che vi interessa: sonno, abitudini in bagno, cambiamenti fisici ed emotivi. Non russate più?

Non fatevi prendere dalla smania di controllare la vostra dieta. Adottate un approccio rilassato ed indagatore nei confronti dell'alimentazione. Se decidete di eliminare i latticini per un paio di settimane o più, reintroduceteli lentamente. Notate i cambiamenti.

Ricordate che non è necessario etichettare un alimento come buono o cattivo. Non date la colpa al cibo. Può darsi che i latticini non vadano bene durante i freddi mesi invernali, ma che vadano bene in estate. Potrebbe essere che altre cose stiano creando un carico di infiammazione nel vostro corpo e che i latticini vi facciano superare il limite. Potrebbe trattarsi delle istamine e non dello yogurt.

Ossalati

Uno dei miei cibi preferiti quando ero bambino nella fattoria era il rabarbaro. Torta di fragole e rabarbaro, marmellata di rabarbaro... metteteci dentro il rabarbaro e io ci sto. Una delle prime cose che abbiamo imparato da bambini in fattoria è stata quella di non mangiare le foglie di rabarbaro. Nessuno ci spiegava la chimica. Non ci interessava saperlo. Solo che le foglie sono tossiche. Bastava dirlo. Andate a giocare tra le ortiche dietro il fienile.

Cosa rende tossiche le foglie di rabarbaro? Un'alta concentrazione di acido ossalico. Ottimo deterrente per gli insetti. Ma non è il massimo per le persone.

Nelle sezioni precedenti ho parlato di glutine, zucchero e latticini. Ora analizziamo un altro problema comune che vedo con il LS ed il cibo.

Cosa sono gli ossalati? Secondo un articolo di Urology of Virginia:

> Oxalic acid or oxalates are very tiny molecules that bind minerals like calcium and form crystals. It is found in a variety of seeds, nuts and many vegetables.[6]

Traduzione:

> L'acido ossalico o ossalati sono molecole molto piccole che legano i minerali come il calcio e formano cristalli. Si trovano in una varietà di semi, noci e molte verdure.

Qual è il problema degli ossalati? L'articolo prosegue:

Gli ossalati non solo possono causare calcoli renali (calcoli renali di ossalato di calcio), ma possono anche essere responsabili di un'ampia gamma di altri problemi di salute legati all'infiammazione, all'autoimmunità, alla disfunzione mitocondriale, all'equilibrio minerale, all'integrità del tessuto connettivo, a problemi del tratto urinario e ad una cattiva funzione intestinale.

Ci sono testimonianze di persone affette da LS che hanno trovato sollievo seguendo una dieta a basso contenuto di ossalati. Il mio obiettivo è capire perché certi alimenti non vanno d'accordo con il mio corpo ed affrontare qualsiasi problema di fondo in modo da poter godere di una varietà di cibi buoni.

Prima di incolpare i cibi ad alto contenuto di ossalati per i nostri problemi, continuiamo a leggere per scoprire una chiave familiare menzionata nel capitolo sulla dieta senza zucchero. Non pretendo di capire la complessità degli ossalati e dell'organismo.

Un rivestimento intestinale danneggiato aumenta l'assorbimento degli ossalati. Un rivestimento intestinale infiammato o danneggiato è un problema molto comune, grazie al frequente uso di antibiotici ed alla presenza di una serie di sostanze chimiche nella nostra alimentazione, tra cui il glifosato. Altri composti vegetali come i fitati e le lectine (come il glutine) possono peggiorare la salute dell'intestino ed aggravare l'impatto degli ossalati.

Non è così semplice, vero? Torniamo alla salute dell'intestino ed al suo rivestimento. Non si tratta di eliminare gli ossalati. Si tratta di scoprire perché alcuni organismi non riescono a gestirli. Secondo il sito web di Restoration Healthcare:

> Oxalates aren't necessarily a cause for alarm. You may be able to eat foods high in oxalates without experiencing any health issues, while someone else — because of how their body processes oxalates — needs to be careful about what they eat. Because of our bio-individuality, our systems handle micronutrients and antinutrients differently.[7]

Traduzione:

Gli ossalati non sono necessariamente un motivo di allarme. Si può essere in grado di mangiare cibi ad alto contenuto di ossalati senza avere problemi di salute, mentre qualcun altro, a causa del modo in cui il suo organismo elabora gli ossalati, deve fare attenzione a ciò che mangia. A causa della nostra bio-individualità, i nostri sistemi gestiscono i micronutrienti e gli antinutrienti in modo diverso.

Questa scoperta mi ha portato a Sally K. Norton, che ha un elenco impressionante di credenziali e di esperienza con gli ossalati. Ha qualcosa da aggiungere al dibattito sugli ossalati. Ci dice che, oltre a ricevere gli ossalati attraverso gli alimenti, il nostro corpo li produce e..:

Some fungi make it, possibly for mineral management, especially in soil
1.Can be made by Aspergillus fungi living in the body.[8]

Traduzione:

Alcuni funghi lo producono, forse per la gestione dei minerali, soprattutto nel suolo.
1.Può essere prodotto da funghi Aspergillus che vivono nel corpo.

Oltre alla salute dell'intestino, uno degli altri problemi che riscontro con il LS è lo squilibrio minerale. Sospetto che si tratti di due piselli in un baccello autoimmune.

Secondo il mio nutrizionista, eliminare gli ossalati dalla dieta in un colpo solo può causare il cosiddetto "oxalate dumping" e cioè un temporaneo peggioramento dei sintomi. Quindi, rivolgetevi ad un professionista o prendetevi il tempo necessario per ridurre questi alimenti.

Ho provato ad abbandonare il cioccolato in un colpo solo e, lasciatemi dire, che ho sofferto davvero molto. Il 90% della sofferenza era di natura emotiva.

Ossalati e Dolore Vulvare.

Secondo la Vulval Pain Society:

> Dietary oxalate consumption does not appear to be associated with an elevated risk of vulvodynia.[9]

Traduzione:

> Il consumo di ossalati nella dieta non sembra essere associato ad un rischio elevato di vulvodinia.

Il Centro Hoffman per la Medicina Integrativa e Funzionale, tuttavia, afferma che gli ossalati possono irritare la vulva:

> Vulvodynia/interstitial cystitis and benign prostatic hypertrophy (BPH). Both these conditions cause chronic pain in the vulva, which can be unbearable for female patients that are afflicted. Vulvodynia is a misunderstood disease, which was linked to oxalate by the late Dr. Clive C. Solomons. He identified that high levels of oxalate can irritate the epithelium of the vulva and cause pain if there was prior trauma in the

area. Oxalate aggravates a pre-existing condition, but also irritates the glycosaminoglycan layer in the bladder.[10]

Traduzione:

Vulvodinia/cistite interstiziale e ipertrofia prostatica benigna (IPB). Entrambe queste patologie causano dolore cronico alla vulva, che può essere insopportabile per le pazienti affette. La vulvodinia è una malattia incompresa, che è stata collegata all'ossalato dal compianto dottor Clive C. Solomons. Egli identificò che alti livelli di ossalato possono irritare l'epitelio della vulva e causare dolore se c'è stato un trauma precedente nella zona. L'ossalato aggrava una condizione preesistente, ma irrita anche lo strato di glicosaminoglicani della vescica.

Come vedete... una bella tana di coniglio. Prima di individuare negli ossalati il vostro problema, ricordate di non dare la colpa al cibo. C'è molto di più che i singoli ingredienti.

Non si tratta solo di ciò che mangiamo, ma anche di come prepariamo il cibo. L'ammollo ed il risciacquo di noci e semi possono ridurre il contenuto totale di ossalati. Lo stesso vale per la bollitura e, in misura minore, per la cottura a vapore. Piuttosto che aspettarci che il nostro apparato digerente lavori per noi a prescindere da ciò che gli iniettiamo, dobbiamo preparare alimenti che aiutino il nostro sistema a nutrirci. Aiutiamo il nostro intestino.

Istamine

Desideriamo davvero tanto trovare una ragione e poter dire: "Ecco. Questa è la causa del mio LS". E rimuovendo quella causa, guariamo. Non sembra funzionare così. Tutto è collegato. C'è un intero sistema coinvolto.

Quando ho iniziato a gestire i miei livelli di zucchero nel sangue, ho notato una riduzione delle vampate di calore e della stanchezza. Riesco ad equilibrare la glicemia non solo con l'alimentazione, ma anche evitando di fare troppo esercizio fisico, di stressarmi o di pensare troppo (sì, è una cosa che mi riguarda. Il mio cervello, spesso impegnato, brucia molto carburante).

Secondo la dottoressa Becky Campbell:

> It's often overlooked yet there is a strong connection between histamine and your blood sugar. Research has shown that blood sugar imbalances can increase your histamine levels. Stabilizing your blood sugar is an absolutely critical aspect of improving histamine intolerance and MCAS symptoms.[11]

Traduzione:

Spesso viene trascurato, ma esiste una forte connessione tra l'istamina e la glicemia. Le ricerche hanno dimostrato che gli squilibri della glicemia possono aumentare i livelli di istamina. La stabilizzazione della glicemia è un aspetto assolutamente fondamentale per migliorare l'intolleranza all'istamina ed i sintomi dell'MCAS.

Questo è ciò che mi ha spinto ad approfondire il tema del LS e delle istamine. Mi sono imbattuta in uno studio che parlava della presenza di granuli di mastociti in campioni bioptici di lichen sclerosus.[12] Cosa stavano cercando di fare i mastociti?

Mastociti ed istamine.

Dal blog Healing Histamine:

Mast cells, and the histamine they release, are first responders in times of infection. It's believed that mast cells recruit neutrophils and other immune cells, and take them to places where autoimmunity is causing destruction. This activity results in an intensification of localized inflammatory response, causing and sustaining tissue damage.[13]

Traduzione:

La produzione di mastociti e istamina è la prima risposta del nostro corpo in caso di infezione. Si ritiene che i mastociti reclutino neutrofili ed altre cellule immunitarie e le portino nei luoghi in cui l'autoimmunità sta causando distruzione. Questa attività si traduce in un'intensificazione della risposta infiammatoria localizzata, che causa e sostiene il danno tissutale.

Tenete presente che una parte di tutto questo è legata alla salute dell'intestino. L'intestino, di solito, tiene sotto controllo gli ossalati e le istamine. Se decidete di sperimentare una dieta a basso contenuto di ossalati/basso contenuto di istamina, ricordate che l'obiettivo finale è un intestino sano.

Secondo l'articolo del Dr. Ruscio del 2020 intitolato *Tutto quello che c'è da sapere sull'intolleranza all'istamina*:

> One study suggested that inflammation and intestinal permeability (leaky gut) caused by bacterial imbalance were likely involved in histamine intolerance. Another study showed that 30%-55% of people with digestive symptoms also have histamine intolerance. Bacteria produce histamine, so an overgrowth of bacteria contributes to histamine load.[14]

Traduzione:

Uno studio ha suggerito che l'infiammazione e la permeabilità intestinale (leaky gut) causate dallo squilibrio batterico sono probabilmente coinvolte nell'intolleranza all'istamina. Un altro studio ha dimostrato che il 30-55% delle persone con sintomi digestivi presenta anche un'intolleranza all'istamina. I batteri producono istamina, quindi una crescita eccessiva di batteri contribuisce al carico di istamina.

Come ho detto nella sezione sugli ossalati, il modo in cui prepariamo il cibo ha molto a che fare con il modo in cui lo digeriamo. Questo vale anche per l'istamina nella dieta. La National Library of Medicine offre buone informazioni al riguardo:

Grilled seafood had higher histamine levels than raw or boiled seafood. For meat, grilling increased the histamine level, whereas boiling decreased it. For eggs, there was not much difference in histamine level according to cooking method. Fried vegetables had higher histamine levels than raw vegetables. And fermented foods didn't show much difference in histamine level after being boiled.[15]

Traduzione:

I frutti di mare grigliati presentavano livelli di istamina più elevati rispetto a quelli crudi o bolliti. Per la carne, la cottura alla griglia ha aumentato il livello di istamina, mentre la bollitura lo ha diminuito. Per quanto riguarda le uova, non c'era molta differenza nel livello di istamina a seconda del metodo di cottura. Le verdure fritte presentavano livelli di istamina più elevati rispetto alle verdure crude. Gli alimenti fermentati non mostravano grandi differenze nel livello di istamina dopo la bollitura.

Uno dei sintomi ben noti delle istamine è il prurito. Molti altri sintomi accompagnano l'intolleranza all'istamina, ma questo è un sintomo con cui chi soffre di LS ha molto a che fare. Rivolgetevi ad un nutrizionista o ad un professionista che vi assista, oppure tenete un diario alimentare e notate se le istamine hanno un ruolo nel vostro LS.

Nel sentirsi in grado di gestire i propri sintomi di LS, come e cosa mangiamo aiuta a mettere la gestione nelle nostre mani. Esplorare il nostro legame con il cibo è un'impresa che vale la pena fare. Per la nostra salute individuale e per quella del pianeta.

Come Eliminare il Bruciore del LS

Ho scavato nella mia dispensa alla ricerca del sacchetto di ortiche che avevo comprato mesi prima. A volte, una pianta ti parla e la raccogli, senza sapere a cosa serva. Ho trovato il sacchetto ed ho preparato una tazza di tè forte.

Durante il mio viaggio, ho deciso di sensibilizzare l'opinione pubblica sul LS scrivendo ogni giorno, per un mese, un articolo su un componente di questa patologia.

Non avevo idea di quante cose avrei imparato sul LS durante il mio mese di scrittura. Conoscete il detto "Tutte le strade portano a Roma"? Ebbene, lungo il cammino ho scoperto che tutte le mie ricerche sul LS portavano alle ortiche. Forse quelle strade hanno dei fossati fiancheggiati da queste meravigliose piante spesso considerate erbacce.

Vedete, non appena ho capito che le ortiche sono antistaminiche, ho aggiunto nuovamente il tè alla mia giornata, sperando di ridurre l'infiammazione nel mio corpo. E poi ho trovato le ricerche sullo stress ossidativo e sulle vitamine coinvolte nella prevenzione/rimedio: A, C, E. Indovinate cosa contengono le ortiche?

E poi c'è il problema degli ossalati. Una delle raccomandazioni per affrontare il problema degli ossalati è quella di aumentare l'assunzione di calcio. La dottoressa Lani Simpson, densitometrista certificata ed esperta di salute delle ossa, afferma che:

> If prepared correctly, nettle tea is high enough in calcium to be considered an aid in bone-building. Some of the other conditions it may help include insomnia, osteoporosis, arthritis, adrenal depletion, skin conditions, indigestion, low iron and even headaches.[16]

Traduzione:

Se preparato correttamente, il tè all'ortica ha un contenuto di calcio tale da essere considerato un aiuto per la costruzione delle ossa. Alcune delle altre condizioni che può aiutare sono l'insonnia, l'osteoporosi, l'artrite, l'esaurimento surrenale, le condizioni della pelle, l'indigestione, la carenza di ferro e persino il mal di testa.

Inoltre, le ortiche sono povere di ossalati. È la pianta perfetta, a patto che sia la medicina giusta per voi. Ricordate che il LS è un viaggio unico per ognuno di noi. Alcune persone riferiscono di essere allergiche all'ortica.

Ed il boro? In un articolo di ricerca della National Library of Medicine del 2018, Urtica spp: Ordinary Plants With Extraordinary Properties:

Urtica (nettle) leaves in addition contain **boron**, sodium, iodine, chromium, copper and sulfur[17]

Traduzione:

Le foglie di ortica contengono inoltre **boro**, sodio, iodio, cromo, rame e zolfo.

Le ortiche sono troppo belle per essere vere? Come per qualsiasi erba, è importante rivolgersi ad un professionista.

Un articolo di Healthline del 2018, 6 Evidence-based Benefits of Stinging Nettle, consiglia:

Pregnant women should avoid consuming stinging nettle because it may trigger uterine contractions, which can raise the risk of a miscarriage. Speak to your doctor before consuming stinging nettle if you're taking one of the following:
- Blood thinners
- Blood pressure medication
- Diuretics (water pills)
- Diabetes medication
- Lithium[18]

Traduzione:

Le donne in gravidanza dovrebbero evitare di consumare l'ortica perché potrebbe scatenare contrazioni uterine, aumentando il rischio di aborto spontaneo. Prima di consumare l'ortica, consultate il vostro medico se state assumendo uno dei seguenti farmaci:
- Anticoagulanti
- Farmaci per la pressione sanguigna
- Diuretici (pillole per l'acqua)
- Farmaci per il diabete
- Litio

È necessario conoscere il modo migliore per consumarle. Le ortiche sono dotate di spine pungenti che è meglio evitare. Fidatevi di me. Da bambini le incontravamo spesso mentre giocavamo dietro il fienile. Le ortiche fresche possono causare irritazioni. **Non consumate la pianta fresca.**

È meglio essiccarla, cucinarla, o acquistarla nei negozi di alimenti naturali. È possibile acquistarla sotto forma di tè, tintura, capsule e persino di crema o prodotto topico. Oppure coltivatela da soli. Qualcuno vuole una zuppa di ortica?

4
SOSTEGNO DELLA VULVA

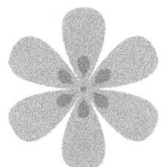

L'Enigma degli Ormoni

Arrivò l'appuntamento di controllo con il mio ginecologo. Mi aspettavo un altro esame fisico. Questa volta, ad accogliermi c'era il primario dell'ospedale in cui lavora la mia ginecologa. Era lì per discutere con me della terapia ormonale sostitutiva, dato che ne avevo parlato al primo appuntamento. Sarebbe stato il nostro prossimo passo.

Dopo una lunga conversazione con lei sui tipi di terapia ormonale sostitutiva e sull'individuazione di quella migliore per me, lasciò la stanza per porre al ginecologo una domanda per la quale non aveva una risposta. Il mio ginecologo è tornato con lei e ha risposto alla mia domanda sulla TOS; soprattutto, ha risposto alla mia domanda se fosse utile o meno per il LS. Ha detto di no. In sostanza, era solo per le vampate di calore ed i problemi del sonno. Quindi, il LS è una malattia da carenza di estrogeni, o no? Le ricerche suggeriscono che potrebbe esserci un'implicazione, anche se il consenso è che la TOS non migliora il LS.

Ho detto che non avevo ancora usato la crema steroidea che mi aveva prescritto. Pur sapendo che gli steroidi sono il trattamento consigliato, volevo prima sperimentare alcune delle cose che avevo scoperto nelle mie ricerche. Ammise che, oltre alle creme steroidee, non aveva altro da consigliarmi. Ora la scelta era tra me ed il mio terapista del pavimento pelvico.

È già abbastanza impegnativo affrontare il LS da adulti, non riesco a immaginare quando sono i più giovani a doverla affrontare. Il ginecologo mi ha chiesto se ho una figlia e mi ha detto che dovrò parlarne con lei. Anche se non credo che abbia alcun sintomo attivo di LS vulvare, le eruzioni cutanee la infastidiscono da anni. Una volta che la sua dieta ed il suo intestino tornano a collaborare, anche i suoi problemi cutanei tendono a risolversi, anche se non sempre.

Non vi consiglierei mai di non usare ciò che il vostro medico vi prescrive. Dirò, però, che la maggior parte delle mie guarigioni nel corso degli anni sono arrivate da fonti "alternative". Per me non sono alternative, sono naturali. Sono grata alla medicina moderna e di poterne avere accesso. Credo che un approccio olistico offra i migliori risultati per la guarigione. E quanto è bello avere la libertà di scelta.

Il punto fondamentale per me è, come sempre, cercare di trovare la radice di questa condizione ed un modo nutriente per gestirla a lungo termine (se non per guarirla completamente). La comunità e la conversazione sono fondamentali, il senso dell'umorismo è d'obbligo e un po' di pellaccia dura (il gioco di parole è d'obbligo) è utile. Se non altro, attireremo la necessaria attenzione sulla salute vulvovaginale.

TOS

Dopo la visita ginecologica ho compilato le ricette per la terapia ormonale sostitutiva e sono tornata a casa. Ero emozionata e nervosa all'idea di iniziare la terapia ormonale sostitutiva. Un mese fa speravo che sarebbe stata la risposta ai miei problemi di sonno, alle vampate di calore ed al mio LS.

Ho letto gli opuscoli allegati alle prescrizioni e mi sono spaventata, frustrata e confusa. Mia madre assume la TOS senza effetti collaterali. So che molti lo fanno, ma non riesco a capacitarmi. Non voglio assumere estrogeni e progesterone tutti i giorni. Lo so, lo so, non bisogna mai leggere i commenti online. Ma l'ho fatto. Non riesco a non leggerli. Tante lamentele di mal di testa, nausea, gonfiore, emorragie e sbalzi d'umore.

Sì, desidero un sonno più profondo ed una vulva più

sana, ma al momento non ho nessuno di questi sintomi e se la TOS me li procura, non la voglio.

A volte mi sembra di dover smettere di cercare la salute perfetta ed accettare semplicemente di essere felice di come sono. Smettere di puntare la lente d'ingrandimento su ciò che non va e celebrare ciò che va bene. Onestamente, è quello che il mio cuore continua a dirmi. Trovare una routine nutriente. Sono abbastanza brava in questo.

Ma se la TOS mi permettesse di dormire come un bambino? E se gli effetti collaterali fossero inesistenti perché è il farmaco giusto per me in questo momento? E se fermasse il LS? Le ricerche dimostrano che non è così ed il mio ginecologo è d'accordo, ma ogni persona è diversa.

Un articolo pubblicato nel marzo del 2022 nella National Library of Medicine riporta uno studio sul LS utilizzando una crema topica al progesterone rispetto al Clobetasolo per 12 settimane in donne in premenopausa. A prima vista, il Clob è il vincitore. Buone notizie per Clob.

L'aspetto interessante è questa affermazione:

"LS was in complete remission in 6 out of 10 patients (60%) with available biopsy in the progesterone arm, and in 13 out of 16 patients (81.3%) in the clobetasol propionate arm".[1]

Traduzione:

"Il LS era in remissione completa in 6 pazienti su 10 (60%) con biopsia disponibile nel braccio del progesterone ed in 13 pazienti su 16 (81,3%) nel braccio del clobetasolo propionato".

Si tratta di un alto tasso di remissione... per Clob e per la crema al progesterone.

Ottime notizie sul fronte del trattamento del LS. Se avessi voluto fare a modo mio... lo studio avrebbe riguardato Clob vs. Triamcinolone vs. crema al progesterone vs. crema all'estriolo vs. crema all'estradiolo ed avrebbe incluso categorie in pre e post menopausa. In questo modo mi sembra che avremmo coperto la maggior parte delle nostre basi.

I miei sintomi di LS sono stati pochi ultimamente. Un qualche tipo di crema idratante (ne ho usate molte) è fondamentale, insieme ai bagni di sale, e non mi sono mai lamentata. A parte la fusione. Ho la speranza di invertire un po' la tendenza. Quindi, ho davvero bisogno della TOS per i sintomi della menopausa? Posso convincermi a farlo e a non farlo, a seconda della giornata. È una scelta personale. E ringrazio la Dea per la scelta. È un elemento in più (ed una conversazione da tenere con il proprio medico) nel viaggio verso il LS/menopausa.

Cosa Scatena un'Infiammazione?

Non avevo mai pensato a questo termine "flare" prima di entrare nel gruppo di Facebook. I membri lo usano spesso. Non ho sperimentato le infiammazioni nel modo in cui gli altri ne parlano: aumento improvviso del dolore, tagli, lacerazioni, prurito insopportabile, bolle... anche se questo potrebbe essere accaduto durante gli anni di diagnosi errata. La mia esperienza è più che altro: Di chi è questa vulva? Trattamento. Manutenzione quotidiana. Smettere di stressarmi. Concentrarmi sulle mie pratiche di cura. Gestire il tutto al meglio.

Quello che *io* ho notato nel corso degli anni, tenendo presente che ho avuto a che fare con lesioni e dolori alla colonna vertebrale per quasi vent'anni, è che dopo un periodo di stress, crollavo. Quando ho cambiato casa l'anno scorso, ho fatto i bagagli ed ho ripulito la vecchia casa mentre preparavo quella nuova. Una volta trasferitami nella nuova casa, riuscivo a malapena a muovere il corpo. Non c'erano particolari aree di dolore o disagio, ma solo una stanchezza e una nebbia totali. La componente autoimmune ha avuto senso una volta che me ne sono resa conto. Oppure, poteva trattarsi di un'infiammazione dilagante.

Quindi, cosa scatena un'infiammazione?

Questo lo deve sapere il LS e lo dovete scoprire voi. Ognuno è diverso. So che volete scoprire i vostri fattori scatenanti in modo da poter gestire questa condizione da soli. Ecco alcune cause comuni e le domande da porre al vostro team sanitario:

1. Sensibilità alimentari, dumping di ossalati
2. Allergie da contatto (biancheria intima, detersivo, sapone, persino carta igienica)
3. Stress
4. Salute dell'intestino
5. Carenza di sonno
6. Reazione ai farmaci
7. Carenze vitaminiche/minerali
8. Fluttuazioni ormonali

Anche le malattie possono scatenare un'infiammazione, anche se per me è il contrario. Quando mi ammalo, gli altri dolori del mio corpo scompaiono. È come se il sistema immunitario (ed anche la mia mente) avessero qualcosa su cui lavorare e smettessero di concentrarsi sulla colonna vertebrale e sulla vulva!

Follow-up della Terapia del Pavimento Pelvico

Oggi ho avuto un appuntamento di controllo con la mia terapista del pavimento pelvico. La adoro. Ha detto che i miei tessuti sono fantastici e che i muscoli del pavimento pelvico sono migliorati e si è chiesta perché il mio ginecologo non mi abbia fatto prendere una crema estrogenica topica per ammorbidire i tessuti cicatriziali e rimpolpare.

Così... gli ha mandato un messaggio durante il nostro appuntamento per raccomandarmi una crema. Ha ritenuto che una crema estrogenica topica per la vulva/vagina sarebbe stata più utile di una TOS completa. Ha detto che, dato che i tessuti della vulva sembrano sani, passeremo allo stiramento dei tessuti all'ingresso della vagina.

Ecco la parte interessante. Ha spiegato che i tessuti devono muoversi in direzioni diverse (come nel sesso) e che con il LS e le cicatrici non lo fanno più. Per questo motivo, i normali dilatatori non sono lo strumento migliore per iniziare. Ha tirato fuori una bacchetta da massaggio e ha detto che i tessuti all'ingresso della vagina devono essere massaggiati e stirati dinamicamente.

Vale sicuramente la pena di includere uno specialista in PP nel proprio team di cura. La mia mi ha raccontato che la paziente che aveva visto prima di me era venuta per il controllo e finalmente era riuscita a inserire un assorbente per la prima volta nella sua vita! Se vogliamo migliorare gli effetti del nostro LS e dell'atrofia vaginale, i terapisti del pavimento pelvico hanno una grande quantità di conoscenze e tecniche da condividere con noi.

Ha detto di usare una piccola quantità di crema steroidea solo sulle chiazze cicatriziali un paio di volte alla settimana e di usare anche la crema estrogenica topica, una volta comprata. La terapista del PP ha detto che le creme estrogeniche topiche possono mascherare i sintomi del LS.

Alla Ricerca delle Labbra Perdute... L'Avventura della Vulva

Non è stato facile selezionare tutte le ricerche sulle creme agli estrogeni. Volevo saperne di più sugli estrogeni topici prima di scegliere questa via di cura. Volevo anche sapere cosa fare in caso di fusione e perdita di architettura. Potrei recuperare una parte delle mie labbra perdute?

Si tratta di una questione complessa che va discussa con il proprio ginecologo, dermatologo o medico funzionale.

Aderenze labiali: crema estriolo topica. Questo studio in particolare coinvolge bambini con aderenze labiali (diverse dal LS e dall'atrofia menopausale; tuttavia, sembra applicare protocolli di trattamento simili).

Many physicians offer young girls estrogen cream to be applied on the labia for several weeks to treat labial adhesion. While no randomized controlled trial data are available, the success rate of such creams is reported in the literature to be close to 90%. Side effects of estrogen cream are mild and transient. Although the ideal frequency and length of treatment with estrogen cream have yet to be determined, most treatment recommendations suggest an application of the cream 1 to 2 times a day; treatment should be applied for a few weeks before considering surgical alternatives.[2]

Traduzione:

Molti medici offrono alle giovani ragazze una crema agli estrogeni da applicare sulle labbra per diverse settimane per trattare l'adesione labiale. Sebbene non siano disponibili dati di studi controllati e randomizzati, la percentuale di successo di queste creme è riportata in letteratura come vicina al 90%. Gli effetti collaterali della crema agli estrogeni sono lievi e transitori. Sebbene la frequenza e la durata ideali del trattamento con crema agli estrogeni non siano ancora state determinate, la maggior parte delle raccomandazioni suggerisce l'applicazione della crema da 1 a 2 volte al giorno; il trattamento dovrebbe essere applicato per alcune settimane prima di prendere in considerazione alternative chirurgiche.

La menopausa da sola può portare cambiamenti strutturali alla vulva. Le creme estrogeniche topiche sono utilizzate per rallentare o addirittura invertire questi cambiamenti. Da Harvard Health Publishing:

Estrogen cream and other vaginal estrogens are very effective treatments for atrophic vaginitis, a condition that's common in postmenopausal women and results from a drop in estrogen levels. Estrogen loss can lead to thinning (atrophy) of the cells lining the vagina and urethra. As a result, women may develop vaginal dryness, itching, and pain with intercourse, as well as a high risk of urinary and vaginal infections.[3]

Traduzione:

La crema di estrogeni e gli altri estrogeni vaginali sono trattamenti molto efficaci per la vaginite atrofica, una condizione comune nelle donne in post-menopausa che deriva da un calo dei livelli di estrogeni. La perdita di estrogeni può portare all'assottigliamento (atrofia) delle cellule che rivestono la vagina e l'uretra. Di conseguenza, le donne possono sviluppare secchezza vaginale, prurito e dolore durante i rapporti, oltre ad un elevato rischio di infezioni urinarie e vaginali.

Anche in questo caso, vale la pena di discutere con il medico se questa sia una buona scelta per voi. La terapia estrogenica non è consigliata a tutte. Quando sono tornata dal mio ginecologo, ha tuttavia concordato con il mio terapista del pavimento pelvico che una crema estrogenica topica sarebbe stata utile per me.

La Questione Cancro?

So che è facile dire di non preoccuparsi. È più difficile farlo. La preoccupazione non ha mai risolto nulla. Non ignoro l'aumento del rischio di cancro, ma di certo non ne faccio il mio obiettivo. È una questione che riguarda voi ed il vostro medico e che dovete tenere sotto controllo. È anche una delle ragioni per cui è utile trovare e sviluppare una pratica spirituale e di benessere. Seguirà un approfondimento su questo tema.

Se avete letto i miei altri libri, *An Accidental Awakening: It's not about yoga; It's about family*, o *Awakening on Purpose: Trusting the call*, saprete che ho passato gli ultimi 20 anni a gestire problemi alla colonna vertebrale. Proprio quando pensavo di aver guarito tutto, mi resi conto che la guarigione può essere un processo che dura tutta la vita e che il corpo ci guida proprio per creare un ambiente nutriente per noi stessi.

C'è stato un momento della mia vita in cui non avevo dubbi sul fatto che sarei guarita completamente. Ci sono state anche molte volte in cui mi sono sentita grata di poter camminare con gli amici, giocare a *Just Dance* con mia figlia ed alzarmi dal letto la mattina. Perché nella parte posteriore della mia mente, c'è la possibilità che un giorno tutto questo possa cambiare. La mia colonna vertebrale potrebbe fondersi, i nervi potrebbero continuare a comprimersi e la perdita di movimento potrebbe insorgere. Ma non oggi. Oggi medito, ascolto la musica edificante di Jack Johnson, preparo pasti nutrienti, scrivo, faccio una passeggiata con un buon amico e mantengo l'intenzione di continuare a guarire.

Tutto può accadere. Non possiamo preoccuparci di nulla. Possiamo però continuare a creare rituali e routine nutrienti, a praticare la guarigione e la felicità e a partecipare alla conversazione intorno al LS.

Ora eseguo controlli visivi settimanali sulla mia vulva (soprattutto perché mi sono davvero entusiasmata per la fusione che regredisce e voglio continuare ad incoraggiarla). Inoltre, la mia reazione quando l'ho vista per la prima volta mesi fa nel suo stato irriconoscibile è stata davvero severa. Ora, ha un aspetto così bello che mi piace continuare a migliorare il mio rapporto e la mia risposta a questa parte del corpo che riceve poca attenzione, fino a quando qualcosa non va storto.

Probabilmente i controlli mensili vanno bene. Non mi stresso per ogni piccola protuberanza. Prendo nota di ogni cambiamento e so che potrò discuterne con il mio specialista quando sarà necessario. L'aspetto positivo della terapista del pavimento pelvico è che la vedo mensilmente per un po' di tempo, quindi sento di avere qualcuno con cui discutere i cambiamenti, soprattutto all'inizio di questa diagnosi. Il ginecologo mi visiterà ogni anno per i controlli, ma nel frattempo ho la terapista del pavimento pelvico con cui parlare.

Tuttavia, nei gruppi online di LS si parla spesso di cancro. Naturalmente ci piacerebbe che qualche ricerca ci dicesse che non ci capiterà, ma nessuno può dire cosa ci riserverà la vita. Possiamo ascoltare gli esperti, fare regolari autoesami e visite mediche, affinare il nostro intuito e fare del nostro meglio per prenderci cura di noi stessi e di chi ci circonda.

L'aumento del rischio di cancro tra le persone affette da LS è indicato da vari siti come compreso tra il 3 e il 6%. Quindi, per prima cosa mettiamolo in prospettiva. Azzarderei l'ipotesi che la preoccupazione cronica sia più dannosa per la nostra salute di un aumento del rischio di cancro vulvare del 3-6%. Detto questo, non è mia intenzione ignorarlo. È un motivo in più per prenderci cura di noi stesse.

Le prime ricerche non hanno supportato gli steroidi a lungo termine come prevenzione del cancro. Secondo un articolo pubblicato su Cancer Therapy Advisor:

> While topical steroid therapy is clearly beneficial in terms of symptom control, there is little evidence that its long-term use or optimal control of symptoms reduces the risk of malignancy. Because lichen sclerosus confers an increased risk of vulvar malignancy, long-term follow-up is required. Persistent or suspicious lesions (e.g., ulcerations, masses) should be biopsied in order to exclude intraepithelial neoplasia or invasive squamous cell cancer.[4]

Traduzione:

> Sebbene la terapia steroidea topica sia chiaramente utile in termini di controllo dei sintomi, ci sono poche prove che il suo uso a lungo termine o il controllo ottimale dei sintomi riducano il rischio di malignità.

Poiché il lichen sclerosus conferisce un aumento del rischio di malignità vulvare, è necessario un follow-up a lungo termine. Le lesioni persistenti o sospette (ad esempio, ulcerazioni, masse) devono essere sottoposte a biopsia per escludere la neoplasia intraepiteliale o il cancro invasivo a cellule squamose.

Uno studio del 2004 pubblicato su JAMA Dermatology ha aggiunto questo:

Although a protective effect from malignant evolution is suggested (carcinoma developed only in nontreated or irregularly treated VLS lesions), the number of seemingly protected patients was too small to be statistically significant.[5]

Traduzione:

Sebbene sia stato suggerito un effetto protettivo dall'evoluzione maligna (il carcinoma si è sviluppato solo nelle lesioni VLS non trattate o trattate in modo irregolare), il numero di pazienti apparentemente protetti era troppo piccolo per essere statisticamente significativo.

Per quanto desiderassi trovare uno studio che dimostrasse che il trattamento steroideo non è necessario per prevenire la possibilità di cancro, quando ho postato quanto sopra in una comunità online di LS, l'amministratore del gruppo mi ha fornito il seguente studio aggiornato:

A study of 507 women, of which 357 adhered to treatment with topical corticosteroids (compliant) and 150 did not carry out the advised treatment (partially compliant). There was a significant difference in symptom control, scarring, and occurrence of vulvar carcinoma between compliant and partially compliant patients.[6]

Traduzione:

Uno studio su 507 donne, di cui 357 hanno aderito al trattamento con corticosteroidi topici (compliant) e 150 non hanno eseguito il trattamento consigliato (partially compliant).

È stata riscontrata una differenza significativa nel controllo dei sintomi, nella cicatrizzazione e nell'insorgenza del carcinoma vulvare tra le pazienti aderenti e quelle parzialmente aderenti.

Lo studio di cui sopra ha dimostrato che il 4,7% di coloro che non hanno usato i corticosteroidi topici come prescritto o li hanno usati in modo irregolare, hanno sviluppato cellule precancerose o carcinoma. Comprendiamo che l'assenza di trattamento aumenta il rischio, ma che dire di coloro che utilizzano agopuntura/TCM, rimedi naturopatici, iniezioni di PRP, erbe o altri protocolli di trattamento? Il 4,7% è in linea con l'aumento del 3-6% riportato da varie fonti. La buona notizia è che... secondo lo studio di cui sopra, il trattamento sembra essere efficace. Solo che non è adatto a tutte le persone. In un articolo pubblicato su Cureus si legge quanto segue:

> The side effects of TCS include irritation, burning, dryness, hypopigmentation, and dermal atrophy. The adverse effects of stinging, burning, and dryness are most commonly due to the base of the topical steroid rather than the steroid itself; hypopigmentation and dermal atrophy may occur with topical steroid use, particularly to keratinized skin, but these side effects are specifically noted to rarely occur in most long-term studies of topical steroids for treatment of VLS.[7]

Traduzione:

Gli effetti collaterali della TCS includono irritazione, bruciore, secchezza, ipopigmentazione e atrofia cutanea. Gli effetti avversi di bruciore, irritazione e secchezza sono più comunemente dovuti alla base dello steroide topico piuttosto che allo steroide stesso; l'ipopigmentazione e l'atrofia dermica possono verificarsi con l'uso di steroidi topici, in particolare sulla pelle cheratinizzata, ma questi effetti collaterali sono specificamente notati come raramente presenti nella maggior parte degli studi a lungo termine sugli steroidi topici per il trattamento della VLS.

Ciò che ha alimentato la mia ricerca sul LS, al di là di questa misteriosa condizione in sé, è il mio desiderio di un trattamento efficace che non comporti l'uso di steroidi per tutta la vita. Pur essendo riconoscente per l'accesso alla medicina moderna, sono curiosa di conoscere altri approcci terapeutici.

Aggiungiamo un'altra statistica alla conversazione. Secondo l'American Cancer Society, il tasso di sopravvivenza a cinque anni per il cancro vulvare (tutti gli stadi insieme) è del 71%.

Women now being diagnosed with vulvar cancer may have a better outlook than these numbers show. Treatments improve over time, and these numbers are based on people who were diagnosed and treated at least five years earlier.[8]

Traduzione:

Le donne a cui viene diagnosticato un tumore vulvare possono avere prospettive migliori di quelle indicate da questi numeri. I trattamenti migliorano nel tempo e questi numeri si basano su persone che sono state diagnosticate e trattate almeno cinque anni prima.

Se teniamo conto di tutto questo, è vero che il LS aumenta le probabilità di cancro vulvare di circa il 3-6%. È già un valore basso. Inoltre, coloro che sviluppano un tumore vulvare hanno almeno un tasso di sopravvivenza a cinque anni del 71% (in miglioramento con il tempo). La ricerca ha mostrato l'86% per il cancro localizzato.

Nelle comunità online ci sono membri che hanno subito interventi chirurgici o procedure minori per rimuovere le aree cancerose. E riferiscono di stare bene. Sono molti di più quelli che sono liberi dal cancro. E, secondo lo studio citato, il trattamento convenzionale sembra avere successo nell'eliminare il rischio di cancro dal LS.

Non posso dirvi cosa fare. Ecco perché il LS (in realtà, la maggior parte dei problemi di salute) è una condizione così personale. Discutete con il vostro team di assistenza sanitaria e fate le scelte migliori per voi.

Sappiamo che è necessario sottoporsi a controlli regolari, che gli auto-esami consentono di individuare eventuali cambiamenti e che uno stile di vita olistico (che tenga conto di tutte le parti di voi e del LS) aiuta ad alleviare la vostra mente e a sostenere il vostro corpo.

Fusione

Una sera ho notato un'irritazione. La cosa mi ha preoccupato. Il mattino seguente ho controllato la mia vulva allo specchio e ho visto l'origine dell'irritazione: i miei tessuti sembravano gonfi, soprattutto sul lato destro. Le labbra si erano parzialmente riprese dalla fusione. Avevo sperato in un'inversione dei cambiamenti strutturali ma avevo anche lasciato perdere per non aggrapparmi a un risultato potenzialmente frustrante.

Sono stati quattro mesi di attenzione alla cura della mia vulva. Mi sono privata del glutine, latticini e zuccheri raffinati. Ho fatto bagni di sale circa due volte alla settimana per tre mesi. Non intendo stabilire un nesso di causalità, ma piuttosto porre delle domande.

1. La mancata fusione è in parte dovuta ai bagni minerali? Se sì, questo indica un coinvolgimento fungino nella condizione o nella natura antinfiammatoria dei bagni minerali? Si tratta di una carenza di minerali? Acidità/ambiente alcalino?
2. Tutte le strategie (senza glutine, senza latticini, senza zuccheri, bilanciando i livelli di zucchero nel sangue con ciò che mangio e quando, probiotici quotidiani) riducono l'infiammazione e le fonti che portano alla risposta autoimmunitaria?

3. Quanto, di questi cambiamenti, è dovuto al massaggio dei tessuti della vulva, sia nella vasca da bagno che dopo, utilizzando gli oli e le tecniche della mia terapista del pavimento pelvico?

E la grande domanda per me (anche se nella mia mente non è nemmeno una domanda): quanto di tutto questo è dovuto alla mia pratica spirituale ed al lavoro che ho fatto per guarire qualsiasi trauma legato alla mia sessualità, ai partner del passato, ai sentimenti sulla mia salute sessuale, al trauma del parto, alla rimozione dei blocchi energetici ed alla coltivazione dell'amore per il mio corpo e la mia salute?

La Benedizione di 7 giorni all'inizio dell'anno è stata per me una potente settimana di pratica del qigong. E la mia quasi quotidiana (faccio del mio meglio) meditazione sulla felicità continua ad informare le mie cellule di connettersi al mio corpo.

Il settimo giorno della Benedizione di 7 giorni, il Maestro Lin si è concentrato sull'eliminazione di tutti i blocchi karmici dalla salute, alle relazioni ed all'abbondanza. Ha detto che a volte sembra che siamo così vicini alla guarigione, ma potrebbe non avvenire completamente, e questo può essere dovuto al karma di cui non siamo consapevoli. Io ci credo. Da tempo credo nel karma e nelle cause invisibili. È il modo in cui vivo la mia vita, quindi non è una forzatura per me approfondire queste pratiche. Se per voi è una forzatura, vi incoraggio a trovare una forma di pratica che vi porti gioia. Potrebbe non essere il qigong o il canto. Forse è il giardinaggio o i vostri animali. Se il qigong e la meditazione sono potenti, lo siete anche voi. E la vostra capacità di sedervi con le vostre emozioni dolorose e di avere compassione per loro e per voi stessi, scegliendo poi di provare felicità e gratitudine ogni giorno, vi farà fare molta strada verso la vostra guarigione. Credo che questo sia vero.

La Vostra Relazione ed il Sesso

Conosco persone che hanno divorziato a causa del LS ed altre che hanno goduto del sostegno dei loro partner. So di alcune persone che hanno semplicemente deciso che il sesso non valeva la pena di essere esplorato e di altre che hanno fatto gli esercizi di terapia e sono riuscite a ripristinare la loro salute vulvare e la loro vita sessuale. Come ha detto la mia terapista del pavimento pelvico: "Non ti piacerebbe avere la possibilità di scegliere?".

Io e mio marito abbiamo scelto di divorziare. Abbiamo deciso di lavorare verso un risultato sano per noi stessi e per i nostri figli. Non posso biasimare il LS. Non sapevo di averlo al momento della nostra decisione, ma mentirei se dicessi che non è stato un fattore rilevante. Aver avuto una diagnosi errata per anni ha probabilmente reso le cose più difficili. I medici continuavano a chiamarla menopausa, ma dato che avevo solo quarant'anni, mi sembrava una condanna senza speranza.

Se avessimo individuato prima il LS, forse emollienti, massaggi e dilatatori vaginali avrebbero potuto rallentare il decorso e migliorare la nostra vita sessuale. Ma non ha senso piangersi addosso per il passato. Queste opzioni sono a mia disposizione ora.

Se pensate di usare un dilatatore, prendetevi del tempo per ripristinare la pelle. Riportate i tessuti in buone condizioni prima di usare i dilatatori. Fate bagni e massaggi e usate oli/creme alla ceramide per migliorare l'elasticità della pelle. Mentre uso una bacchetta cervicale per migliorare l'accorciamento del canale vaginale dovuto alla menopausa, ho avuto miglioramenti nell'elasticità del tessuto vulvare solo grazie al massaggio. Per dare alla pelle la sua migliore possibilità di duttilità, migliorate prima i tessuti.

Ho preso in considerazione l'idea di una vita monastica e di lasciare il sesso fuori dalla mia vita. Ma non sono pronta per questo. Sono d'accordo con la mia terapista del pavimento pelvico. Vorrei poter scegliere. Anche se nella vita c'è molto di più del sesso, la mia vulva ha ancora bisogno di guarire e, onestamente, anche del buon sesso non sarebbe male. Chi vive con il LS ha molte opzioni per continuare a godere dell'intimità e dell'eccitazione (con il partner o in solitaria).

Se questa è un argomento di stress per voi, prendete in

considerazione la possibilità di chiedere il supporto di un terapista del pavimento pelvico o del sesso.

LS o Atrofia?

La menopausa a 44 anni è arrivata come una batosta. Non si diceva che le donne raggiungono il loro apice sessuale a 42 anni? Grazie per questa generosa finestra di piacere. Seguita dal precipizio del post-menopausa.

Mi sono resa conto che il LS non è responsabile di tutto ciò che accade alla mia vulva ed alla mia vagina. Sono in post-menopausa da cinque anni e so che il mio estradiolo è molto basso (l'ho fatto misurare). Una qualche forma di terapia ormonale sarebbe stata probabilmente molto utile anni fa (ed anche oggi).

Sono certa che alcuni dei miei cambiamenti sarebbero avvenuti anche se non avessi avuto il LS. Ciò che trovo più utile, piuttosto che incolpare il LS e lamentarmi di "questa terribile malattia" (come leggo spesso nei gruppi online), è affrontare i problemi. Non importa se il sesso doloroso è dovuto al LS o all'atrofia, il mio percorso di cura è diretto a ripristinare la mia salute sessuale.

Secondo la Mayo Clinic:

> Vaginal atrophy (atrophic vaginitis) is thinning, drying and inflammation of the vaginal walls that may occur when your body has less estrogen. Vaginal atrophy occurs most often after menopause. For many women,

vaginal atrophy not only makes intercourse painful but also leads to distressing urinary symptoms.[9]

Traduzione:

L'atrofia vaginale (vaginite atrofica) è l'assottigliamento, l'essiccazione e l'infiammazione delle pareti vaginali che può verificarsi quando il corpo ha una carenza di estrogeni. L'atrofia vaginale si verifica più spesso dopo la menopausa. Per molte donne, l'atrofia vaginale non solo rende doloroso il rapporto sessuale, ma provoca anche sintomi urinari fastidiosi.

Bruciore, secchezza, prurito, infezioni da virus, accorciamento e restringimento del canale vaginale e rapporti sessuali dolorosi sono tutti sintomi della menopausa. Ciò che non ho riscontrato nella letteratura sulla menopausa sono le macchie bianche, la pelle ispessita, le cicatrici, le ulcere e le piaghe sulla vulva che molte persone con LS sperimentano. Queste sembrano essere più legato al LS che alla menopausa.

Quando ho raggiunto la menopausa (non ci puntavo, credetemi), non mi ero resa conto di quanto potessero essere estesi i cambiamenti fisiologici (per non parlare di quelli emotivi e mentali). L'Australian Family Physician identifica questi cambiamenti dovuti alla menopausa come la sindrome genitourinaria della menopausa (GSM) e quella che un tempo veniva definita atrofia vulvovaginale:

> The loss of oestrogen causes anatomical and functional changes, leading to physical symptoms in all of the genitourinary tissues. The tissues lose collagen and elastin; have altered smooth muscle cell function; have a reduction in the number of blood vessels and increased connective tissue, leading to thinning of the epithelium; diminished blood flow; and reduced elasticity. Thinning is also related to the change in the vaginal epithelial cells.[10]

Traduzione:

La perdita di estrogeni provoca cambiamenti anatomici e funzionali, con conseguenti sintomi fisici in tutti i tessuti genitourinari. I tessuti perdono collagene ed elastina, presentano un'alterazione della funzione delle cellule muscolari lisce, una riduzione del numero di vasi sanguigni ed un aumento del tessuto connettivo, con conseguente assottigliamento dell'epitelio, diminuzione del flusso sanguigno e riduzione dell'elasticità. L'assottigliamento è anche legato al cambiamento delle cellule epiteliali vaginali.

La parola "assottigliamento" è un punto piuttosto caldo nella comunità LS. La vediamo usata nella maggior parte dei siti che si riferiscono ai sintomi del LS. Sappiamo che la lichenificazione è un ispessimento e che i tessuti si ispessiscono con il LS. Si parla anche di LS che appare simile alla carta delle sigarette: lucida, sottile e liscia. Questa è la mia esperienza. Quindi, mentre il LS può essere una condizione di ispessimento, l'aspetto dei miei tessuti vulvari è più coerente con l'assottigliamento. E, come si evince dalle informazioni sopra riportate sul GSM, l'assottigliamento dei tessuti può essere un problema della menopausa. Mentre la comunità medica continua a saperne di più sul LS e a capire questa dinamica di assottigliamento/ispessimento, io mi concentro sul trattamento di tutti i sintomi man mano che si presentano e sulla ricerca di potenziali cause profonde.

Quali sintomi sono dovuti alla menopausa e quali al LS? Piuttosto che farsi prendere dalla voglia di dare un nome ed un colpevole (fatelo una volta e poi andate avanti), affrontate i problemi in questione ed includete delle terapie che vi aiutano ad arrivare dove avete bisogno. Il restringimento del canale vaginale può essere affrontato al meglio da un buon terapista del pavimento pelvico. Il vostro ginecologo, dermatologo o specialista vi aiuterà con i cambiamenti dei tessuti vulvari/vaginali e con eventuali problemi nell'andare in bagno o delle Infezioni Urinarie.

Credo che la metà dei miei sintomi sia dovuta all'atrofia vulvovaginale o GSM, quindi alla menopausa ed al basso livello di estrogeni. In questo momento mi sto concentrando sulla salute delle surrenali, del fegato e dell'intestino, oltre che sulle pratiche di rilassamento. Sapendo che gli estrogeni mascherano i sintomi del LS (motivo per cui spesso non ci accorgiamo di averlo fino alla menopausa), è importante affrontare l'infiammazione di fondo, la salute dell'intestino e lo stress, ma se siete in post-menopausa, non abbiate troppa fretta di attribuire tutti i vostri problemi al LS. Trovate un terapista del pavimento pelvico o un altro specialista esperto in menopausa che vi tenga la mano.

5
UN APPROCCIO ALTERNATIVO

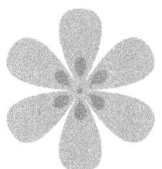

Accettazione

È buffo, ma ho imparato a convivere con l'accettazione attraverso il mio divorzio. Ho dovuto (anzi, ho scelto di) esercitarmi a lasciare andare e di imparare ad accettare. È meraviglioso che i miei figli abbiano un rapporto fantastico con il loro papà. Questa era la mia intenzione fin dall'inizio della nostra separazione: una relazione sana tra tutti noi.

E mi esercito ad accettare i miei figli. Sono adolescenti con scelte proprie e vite da vivere. Non ho bisogno di risolvere tutti i loro problemi o di aggiustare le stelle ed i pianeti nel cielo in modo che le loro strade siano sempre protette... anche se mi piacerebbe. L'universo li ama quanto me.

Né posso guarire la mia infanzia attraverso la proiezione sui miei figli. Nel tentativo di garantire che la mia ferita non diventasse la loro ferita, forse ho stretto troppo o mi sono preoccupata troppo. Non mi scuserò mai per aver amato troppo, ma rivolgerò la mia attenzione a chi ha bisogno di guarire in questo momento. Me stessa. Ciò che ho imparato nel mio viaggio con il LS, posso trasmetterlo a mia figlia (ed a mio figlio) se ne avranno bisogno.

Surrenali

Nell'inverno del 2019, ho pedalato il più velocemente possibile per tenere il passo con la lezione di spinning del sabato mattina. Avevo convinto mio marito ad iscriversi al corso e gli avevo detto che sarei andata anche io per sostenerlo. Le malattie cardiache erano molto diffuse nella parte paterna della sua famiglia: la maggior parte degli uomini aveva avuto il primo infarto a 40 anni. L'esercizio fisico regolare era fondamentale per la sua salute, il suo umore e l'aumento di peso invernale. Tuttavia, era l'ultima cosa di cui avevo bisogno. Chiudevo gli occhi e mi immergevo nel mio mondo interiore per evocare l'energia ed aprire i miei canali, spesso visualizzando gli antenati o che esultavano con me durante le lezioni.

In quel periodo, la mia naturopata mi stava curando per la stanchezza surrenale. Avevamo fatto un esame ormonale chiamato DUTCH test e quasi tutto era risultato basso, molto basso. L'estradiolo era in carenza ed il cortisolo quasi inesistente. La maggior parte dei miei ormoni era risultata bassa, anche a dei livelli della post menopausa.

Avanziamo al 2022. Ho accompagnato il padre dei miei figli in ospedale. Gli avevano messo due stent. Era passato da livelli di colesterolo ragionevoli nel 2019 a dolori al petto ogni mattina ed a due ostruzioni del 70% in un'arteria. L'intervento è andato bene e lui è tornato a giocare a golf e presto tornerà ad andare in bicicletta. Una parte di me si è sentita in colpa per non essere stata presente negli ultimi due anni per continuare a sostenerlo nella gestione della sua salute. Una parte più grande, tuttavia, si è resa conto che non posso gestire la salute degli altri. Soprattutto a costo della mia.

Quindi, cosa c'entrano le surrenali con il LS?

Ho menzionato lo squilibrio ormonale come possibile causa del LS. In menopausa, le surrenali diventano responsabili degli ormoni. La Ginecologia di Tyson (The Menopause Centre) dice questo:

Additionally, the adrenal glands are able to produce **sex hormones** when their levels decline during perimenopause. However, current or built up stress can deplete the adrenal glands and inhibit their ability to boost sex hormones. As a result, adrenal fatigue can worsen a woman's menopause symptoms.[1]

Traduzione:

Inoltre, le ghiandole surrenali sono in grado di produrre **ormoni sessuali** quando i loro livelli diminuiscono durante la perimenopausa. Tuttavia, lo stress attuale o accumulato può esaurire le ghiandole surrenali ed inibire la loro capacità di aumentare gli ormoni sessuali. Di conseguenza, la stanchezza surrenale può peggiorare i sintomi della menopausa.

Quando penso alle ghiandole surrenali, mi viene in mente la frase "non abbastanza". Il sentimento di non sufficienza ci costringe a spingere più del necessario, ad assumerci maggiori responsabilità ed a fare i conti con lo stress. A vent'anni, ed anche a trenta, i nostri ormoni ci aiutano felicemente a recuperare. A 40 e 50 anni, tuttavia, con il declino degli ormoni sessuali, questa risposta allo stress ci raggiunge e le surrenali si affaticano sotto il peso. Mi ci è voluto un po' di tempo per sostenere le mie surrenali. Alcune delle cose che dovevano essere eliminate erano:

1. Compiacere le persone
2. Cercare di controllare o di microgestire tutto.
3. Inseguire le possibilità (potrebbe essere una risposta, una cura, una miracolo)
4. Preoccuparsi (questo è ancora un work in progress)
5. Cercare di realizzare ogni cosa
6. Dare la priorità a tutti gli altri

7. Tempo sui social media (troppa energia spesa nel confronto e tempo sprecato)

Ed ancora di più:

1. Accettare tutti e tutto così come sono
2. Accettare che sono abbastanza in ogni momento, che lo sono sempre stata
3. Lasciare che io riconosca che le cose sono migliori di quanto la mia mente voglia immaginare.
4. Se tutto ciò che riesco a fare oggi è preparare pasti nutrienti e passare del tempo con i miei figli, è una giornata fantastica
5. Osare di essere felice. Esattamente per come sono. Esattamente per come è il mondo che mi circonda
6. Accettare che l'intero universo mi ami così come sono
7. Mettermi in ambienti ad alta vibrazione (natura, amici, risate, musica, movimento, meditazione)

Le surrenali hanno bisogno di ulteriore nutrimento nella mezza età. Spesso ci troviamo a gestire casa, lavoro, figli, cure parentali e la nostra stessa salute. Le surrenali sono spesso "reperibili". Questo è il momento di guarire il passato, recuperare il presente ed aprire la porta ad un futuro più salutare. Accettiamo tutti i pezzi di noi ed il luogo in cui ci troviamo in questo momento della vita. Senza rimpianti, colpe o vergogne. Surrenali felici. Surrenali sorridenti. Siamo abbastanza.

Gestisci la tua Energia, non il tuo Tempo

Mi sono imbattuta in questa frase anni fa e pensavo di averla adottata. Nell'ultimo anno, però, ho visto quante volte ho superato la soglia perché volevo scrivere un altro paragrafo o rispondere ad un altro commento sui social media. In effetti, sto cercando di abbandonare i social media. È un *work in progress*. Cosa ci dice questo? Che abbiamo una dipendenza? Sì. Ma perché? Sebbene mi piaccia la comunità, a dire il vero, invidio coloro che vivono la loro vita offline.

Di recente ho sposato il detto "Gestisci la tua energia" con un vecchio detto buddista zen: "Mangia quando hai fame, dormi quando sei stanco".

Sto ascoltando il mio corpo ed i suoi bisogni energetici. Sto ricalibrando i miei ritmi (più probabilmente sono loro che ricalibrano me) e mi accorgo di quando scelgo di ignorare questi segnali e di scavare la ragione che sta alla base del mio evitamento. Per quanto la mia mente (o spesso la nostra cultura) voglia che io viva a pieno ritmo, il mio corpo dice no. Non ora. E forse, mai più.

Stamattina ho avuto una discussione con mia figlia. Dopo un'ora dalla discussione, ho notato una sensazione lungo il lato destro della vulva. Era come se lo stress fosse andato direttamente in quella zona. Ho trascorso la maggior parte dell'ultimo anno a calmare il mio sistema nervoso. La pratica quotidiana è fondamentale per me: qigong, meditazione, natura, musica... qualcosa che calma i nervi, la mente e lo spirito.

Quando ho visto la risposta del mio corpo alla discussione, ho capito che è ancora più importante gestire la mia energia. Le discussioni ci saranno sempre, anche se scelgo di impegnarmi ad evitarle. È necessario un piano di recupero quotidiano. Una pratica nutriente per ripristinare l'equilibrio. La respirazione del ventre è spesso sufficiente per decomprimere.

L'altro Punto G: La Gratitudine

Diciannove anni fa ero costretta a letto a causa di una lesione spinale lombare. All'epoca lavoravo a tempo pieno come personal trainer. Alla fine mi sono rimessa in piedi, mi sono sposata ed ho avuto due figli fantastici. Pensavo di poter tornare a vivere la mia vita, a praticare tutti gli sport e a fare tutte le attività che volevo. La mia colonna vertebrale aveva altri piani. Alcuni giorni non riuscivo a sollevare mia figlia dalla culla. Ho trascorso anni a fare yoga e, attraverso terapie alternative complementari, sono riuscita a guarire la mia schiena.

Sei anni fa si è verificato un secondo infortunio, questa volta alla colonna vertebrale cervicale, e sono tornata a lavorare sulla guarigione della mia schiena. Quando l'anno scorso è arrivata la diagnosi di LS, è stato un ulteriore colpo. "Sul serio, Universo? Non basta un solo problema di salute?".

Mi ci è voluto un attimo per capirlo, ma ecco per cosa sono riconoscente alle mie lesioni spinali:

- Sono grata ogni giorno che il mio corpo mi sostenga
- Ballare nel mio salotto è pura gioia
- Camminare con un buon amico è qualcosa che non darò mai per scontato

Il mio infortunio mi ha fatto passare dal personal training alla scrittura di libri, e ne ho amato ogni minuto (ok, la maggior parte dei minuti).

Il LS mi ha fatto tornare indietro, ma i doni dell'infortunio precedente mi hanno catturato e mi hanno ricordato come vivere più lentamente, parlare più gentilmente con me stessa e dare spazio a tutte le mie emozioni. Non mi struggo più per la me del passato. E sono grata ogni giorno. Immaginate: nella nostra prossima vita, parleremo di quanto sia buffo camminare per casa senza pantaloni e rideremo e gioiremo...

Benefici della Gratitudine

La salute mentale è importante tanto quanto quella fisica. Spesso, nelle comunità online, leggo post di membri che parlano di depressione dopo questa diagnosi, di ansia verso il controllo quotidiano della condizione (è peggiorata? è migliorata?) e di preoccupazione cronica per la possibilità di cambiamenti strutturali della vulva e per l'aumento del rischio di cancro.

È fondamentale per la nostra salute trovare e dedicare del tempo a pratiche che migliorino il nostro benessere mentale e ci permettano di partecipare alla nostra guarigione ogni giorno. La gratitudine è una di queste pratiche.

In un articolo di Harvard Health del 2021 intitolato Giving Thanks Can Make You Happier:

> ...Dr. Martin E. P. Seligman, a psychologist at the University of Pennsylvania, tested the impact of various positive psychology interventions on 411 people... When their week's assignment was to write and personally deliver a letter of gratitude to someone who had never been properly thanked for his or her kindness, participants immediately exhibited a huge increase in happiness scores. This impact was greater than that from any other intervention, with benefits lasting for a month. Of course, studies such as this one cannot prove cause and effect. But most of the studies published on

this topic support an association between gratitude and an individual's well-being.[2]

Traduzione:

...Il Dottor Martin E. P. Seligman, psicologo dell'Università della Pennsylvania, ha testato l'impatto di vari interventi di psicologia positiva su 411 persone... Quando il compito della settimana è stato quello di scrivere e consegnare personalmente una lettera di gratitudine a qualcuno che non era mai stato adeguatamente ringraziato per la sua gentilezza, i partecipanti hanno immediatamente mostrato un enorme aumento dei punteggi di felicità. L'impatto è stato superiore a quello di qualsiasi altro intervento ed i benefici sono durati per un mese. Naturalmente, studi come questo non possono provare la causa e l'effetto. Ma la maggior parte degli studi pubblicati su questo argomento sostiene un'associazione tra gratitudine e benessere individuale.

In un articolo del 2017 della rivista Greater Good si legge:

It's important to note that the mental health benefits of gratitude writing in our study did not emerge immediately, but gradually accrued over time. Although the different groups in our study did not differ in mental health levels one week after the end of the writing activities, individuals in the gratitude group reported better mental health than the others four weeks after the writing activities, and this difference in mental health became even larger 12 weeks after the writing activities.[3]

Traduzione:

Il nostro studio ha dimostrato che benefici verso la salute mentale dati dalla scrittura di gratitudine non sono emersi immediatamente, ma sono maturati gradualmente nel tempo. Sebbene i diversi gruppi del nostro studio non differissero nei livelli di salute mentale una settimana dopo la fine delle attività di scrittura, gli individui del gruppo della gratitudine hanno riportato un maggiore miglioramento della salute mentale rispetto agli altri quattro settimane dopo le attività di scrittura, e questa differenza nella salute mentale è diventata ancora più grande 12 settimane dopo le attività di scrittura.

Dal Global Autoimmune Institute:

Research has shown that gratitude can decrease stress hormones like cortisol and produce a "shift in autonomic balance toward increased parasympathetic activity," otherwise known as the "rest and digest" state.

For individuals experiencing anxiety, sensitivities, and other health issues who may be operating in a chronic "fight or flight" mode, sending the body into a relaxed state can positively impact health and aid in the healing process.[4]

Traduzione:

Le ricerche hanno dimostrato che la gratitudine può ridurre gli ormoni dello stress come il cortisolo e produrre uno "spostamento dell'equilibrio autonomo verso una maggiore attività parasimpatica", altrimenti nota come stato di "riposo e digestione". Per le persone che soffrono di ansia, sensibilità ed altri problemi di salute e che potrebbero operare in una modalità cronica di "lotta o fuga", portare il corpo in uno stato di rilassamento può avere un impatto positivo sulla salute e favorire il processo di guarigione.

La pratica della gratitudine, insieme alla creazione di opere d'arte, al diario, alla danza, al canto... ci aiuta a passare da uno stato di impotenza ad uno stato di potere. C'è qualcosa che potete fare per gestire la vostra salute. Molte cose! Non siete impotenti. C'è speranza. Anzi, non c'è solo la speranza, c'è anche l'aiuto.

Diario/Pratica della Gratitudine

Ci sono molti modi per includere la gratitudine nella vostra vita quotidiana. Potete creare una pratica mattutina e serale per scrivere cinque cose per cui siete grati. Siate specifici. Fate questa pratica ogni giorno per un mese e notate come vi sentite.

La pratica della gratitudine non si limita a scrivere un diario. Quando mi sveglio, mi esercito a provare gratitudine prima ancora di alzarmi dal letto. Provo gratitudine (sì, a volte bisogna evocare questo sentimento) per il mio letto, per il mio cuscino, per il sole che splende o per la caldaia che porta calore in un freddo inverno canadese. Mi sento grata per la mia casa e per la giornata che mi aspetta piena di scelte, libertà e possibilità.

Potete SENTIRVI grati durante la vostra giornata, in momenti casuali:

- Mentre vi lavate le mani, sentitevi grati per l'acqua pulita
- Mentre mangiate, sentitevi grati per il vostro cibo
- Quando parlate con gli amici o la famiglia, sentitevi grati di avere queste persone nella vostra vita
- Quando guardate fuori dalla finestra o camminate all'aperto, sentitevi grati di

conoscere la natura, il canto degli uccelli, il cielo blu, l'aria, la terra sotto i vostri piedi

Prendetevi un momento per evocare la gratitudine. Ricordate qualcosa che vi fa provare questo sentimento in modo naturale. Poi fate in modo di farlo di continuo. Un giorno la sentirete senza motivo. Diventerà una seconda natura per voi. La vita cambia quando viviamo in questo luogo di gratitudine.

Se fate fatica a sentirvi grati, invitate semplicemente la gratitudine nella vostra vita. Fate finta, immaginate, siate disponibili a riceverla. Arriverà. Ecco perché la chiamiamo pratica. Impegnatevi ogni giorno e vedrete cosa succede.

Questa è una pratica potente da condividere con i vostri figli. Poco prima di andare a letto, a turno, ognuno di voi deve trovare da tre a cinque cose per cui si sente grato quel giorno. È un modo per scoprire cosa succede nelle giornate dei vostri figli e insegnare loro a coltivare la gratitudine. Il sonno è più facile per un cuore grato.

Messaggi Confusi

La mia terapista del pavimento pelvico aveva notato che i miei muscoli del pavimento pelvico destro erano deboli e che ciò poteva essere dovuto ad un problemi ai nervi. Ho una storia di problemi alle articolazioni lombari/sacroiliache. Potrebbe esserci un problema di innervazione dei muscoli del pavimento pelvico destro dovuto alla compressione dei nervi o a problemi alla schiena bassa. Mentre il terapista ha consigliato una visita da un neurologo, il mio medico ha deciso di indirizzarmi da un fisiatra: un medico specializzato nel movimento, in particolare dopo una lesione spinale.

Poiché il mio ginecologo ha detto di aver visto il LS occasionalmente accompagnata dalla spondilite anchilosante, l'ho inclusa nella mia ricerca (alla fine, ho visitato un reumatologo che ritiene che la AS non sia il mio caso e che i miei problemi spinali siano prevalentemente biomeccanici, molto probabilmente derivanti dalla mia scoliosi).

Una delle cose che ho scoperto durante la mia ricerca, tuttavia, è particolarmente interessante. Il virus di Epstein Barr può essere coinvolto nella SA ed in altre patologie autoimmuni. Si dice che l'EB riprogrammi le cellule B del sistema immunitario (non l'avevo mai sentito prima). Questo ha senso dal punto di vista autoimmunitario.

The EBV invades the B cells themselves, re-programs them, and takes over control of their functions. The Cincinnati Children's research team has discovered a new clue about how the virus does this, a process that involves tiny proteins called transcription factors.[5]

Traduzione:

L'EBV invade le cellule B stesse, le riprogramma ed assume il controllo delle loro funzioni. Il team di ricerca del Cincinnati Children's ha scoperto un nuovo indizio su come il virus fa questo, un processo che coinvolge piccole proteine chiamate fattori di trascrizione.

Ciò che mi affascina è che durante la Benedizione di 7 giorni del qigong, il Maestro Lin ha parlato di messaggi sbagliati nel corpo. Che le cellule hanno semplicemente informazioni sbagliate e che durante la pratica vediamo questi messaggi sbagliati lasciare il corpo come energia in eccesso.

Questi messaggi sbagliati nel corpo possono provenire da diverse fonti? Fonti che possono essere misurate/identificate e fonti meno riconosciute, quali:

1. Virus/funghi/batteri
2. Traumi in corso
3. Il nostro dialogo interno/pensieri
4. I commenti e le interazioni con la famiglia/gli amici/la comunità (i notiziari?)
5. Traumi infantili e ancestrali/credenze/geni
6. Il karma passato
7. Tossine alimentari/ambientali

Possiamo semplicemente cambiare la messaggistica? Louise Hay ha dedicato il lavoro della sua vita proprio a questo. Anche il dottor Joe Dispenza ha ripreso questo lavoro. In realtà, molti perseguono questa linea di pensiero.

Mi spingo a dire che cantare dei mantra durante la giornata è un modo efficace per riprogrammare le cellule. Provare felicità ed evocare la gioia ogni giorno è un modo per cambiare la messaggistica del corpo. Sedersi nella natura ed ascoltare il canto degli uccelli è un modo per modificare la messaggistica del corpo. Mangiare una varietà di cibi ed erbe sane è un modo per cambiare la messaggistica del corpo.

Attenzione ai Pensieri ed alle Parole

L'anno scorso ho subito una sublussazione ad una spalla. Dopo aver tentato di rimediare da sola con stretching e rafforzamento, ho finalmente consultato il mio chiropratico. Mentre aggiustava il braccio, mi ha chiesto di ripetere dopo di lui: "Io so chi sono". "So dove mi trovo". "So qual è il mio scopo". Ho ripetuto le sue parole.

"E se non ci credessi?". Borbottai sul mio lettino per il trattamento.

"Non importa". Continuò a lavorare sulla mia spalla. "Il tuo corpo ha solo bisogno di sentirlo".

Quella conversazione mi ha ricordato che le mie cellule stanno ascoltando. Non si tratta di dire delle stronzate al mio corpo. Si tratta, invece, di essere consapevoli dei messaggi che ogni giorno trasmettiamo ai nostri tessuti.

Spesso vedo persone che commentano online questa "orribile malattia" o che rispondono a qualcuno che ora non ha più sintomi che "non c'è cura" e che sono solo in remissione. C'è stato un tempo in cui molte persone istruite credevano che la Terra fosse piatta. Fate attenzione a ciò che credete di sapere ed ancora di più a non calpestare gli altri durante il loro percorso di guarigione.

Com'è quel vecchio detto? **La persona che pensa che non si possa fare non dovrebbe interrompere la persona che la sta facendo.**

Non stiamo nascondendo la testa sotto la sabbia per quanto riguarda il LS. Stiamo facendo tutto il possibile per guarire: corpo, mente e spirito. Il dono del LS è che, mentre si lavora per una cura compassionevole per sé stessi, si curano altri aspetti del corpo e della vita lungo il percorso. E chi può dire cosa potrebbe nascere da un tale impegno a guarire? Forse ognuno di noi possiede un pezzo di quel puzzle.

Qual è il Messaggio?

Sebbene il mio viaggio nel LS sia stato piuttosto rapido dopo la diagnosi, il mio viaggio attraverso la lesione è stato lungo. Mi ci è voluto del tempo per arrivare al punto in cui mi trovo. Dopo aver scritto *Un risveglio accidentale*, pensavo di essere guarita dalla mia colonna vertebrale. Poi la lesione spinale cervicale mi ha colto di sorpresa e mi sono arrabbiata.

Ciò che mi ha aiutato è stata la consapevolezza che la rabbia era sia la radice del mio malessere sia la strada per la mia guarigione. Dovevo affrontarla. Ci sono voluti anni per percorrere questa strada. Ho ricevuto molti doni lungo il cammino. So che la gente lo dice spesso... ma io cambierei nulla. Il mio percorso mi ha portato qui, e qui mi sento bene.

State vivendo la vostra vita, completa di tutti i suoi aspetti disordinati. Nessuno ci ha promesso una salute perfetta e non credo che sia un indicatore di una vita ben vissuta. Durante il periodo peggiore del mio mal di schiena, ho scoperto una nuova prospettiva:

> *Quando il dolore era un compagno quotidiano, ho fatto mie le parole dell'amato maestro buddista Thich Nhat Hanh: "Ho notato che le persone si occupano troppo del negativo, di ciò che non va... Perché non provare a fare il contrario, a guardare nel paziente e vedere cose positive, a toccare quelle cose e farle fiorire?" ed ho applicato questo pensiero al mio dolore fisico.*
>
> *Mi sono seduta sul gradino di casa ed ho scansionato il mio corpo. È facile, quando si soffre, concentrarsi sul dolore. È come puntare i*

> *riflettori su di esso. Invece, ho cercato nel mio corpo un posto che non mi facesse male, dove non avevo sensazioni. Alcuni giorni ci è voluto un po' di tempo. No, quello fa male. No, anche questo. Ma alla fine trovavo un punto, anche se arrivavo fino all'alluce sinistro. Poi mi concentravo completamente su quell'alluce. In breve tempo, ho notato che il dolore si attenuava in altre zone. Ho trovato il positivo e mi sono riposata con esso, permettendogli di sbocciare.*
>
> *Trovate il positivo nel vostro corpo o nella vostra giornata e respirate con esso. Permettetegli di sbocciare. Anche se si tratta solo dell'alluce sinistro.*
>
> — HOUSEHOLDER YOGINI:
> PRACTICES & JOURNALING
> EXERCISES FOR WOMEN WHO LIVE
> AT THE INTERSECTION OF
> SPIRITUALITY & FAMILY

La Scienza dell'Energia

Durante le mie lesioni alla colonna vertebrale, quando i medici non avevano altro da offrirmi per il mal di schiena se non iniezioni di steroidi, mi sono rivolta alla medicina complementare alternativa. Se apriamo le nostre menti ad un modello di cura olistico, possiamo far progredire la guarigione. Inoltre, lasciamo che i medici e gli specialisti svolgano il loro ottimo lavoro mentre noi partecipiamo alla nostra guarigione.

Possiamo allargare la nostra lente per includere nuove possibilità di salute. Inoltre, gli antichi yogi disponevano di poca strumentazione scientifica ed avevano comunque una profonda conoscenza del corpo e dei suoi sistemi, oltre che delle pratiche di guarigione.

Cosa dice la scienza? Secondo la Mayo Clinic:

While a growing body of scientific research supports the health benefits of meditation, some researchers believe it's not yet possible to draw conclusions about the possible benefits of meditation.

With that in mind, some research suggests that meditation may help people manage symptoms of conditions such as:
- Anxiety
- Asthma
- Cancer
- Chronic pain
- Depression
- Heart disease
- High blood pressure
- Irritable bowel syndrome
- Sleep problems
- Tension headaches[6]

Traduzione:

Sebbene un crescente numero di ricerche scientifiche sostenga i benefici della meditazione per la salute, alcuni ricercatori ritengono che non sia ancora possibile trarre conclusioni sui possibili benefici della meditazione. A questo proposito, alcune ricerche suggeriscono che la meditazione può aiutare le persone a gestire i sintomi di condizioni quali:

- Ansia
- Asma
- Cancro
- Dolore cronico
- Depressione
- Malattie cardiache
- Alta pressione sanguigna
- Sindrome dell'intestino irritabile
- Problemi di sonno
- Mal di testa da tensione

Un articolo del 2017 di New Scientist sull'infiammazione prende in esame uno studio di Ivana Buric, psicologa del laboratorio Brain, Belief and Behaviour della Coventry University:

The team analysed 18 trials including 846 participants, ranging from a 2005 study of Qigong to a 2014 trial that tested whether tai chi influenced gene activity in people with insomnia. Although the quality of studies was mixed and the results were complex, Buric says an overall pattern emerged. Genes related to inflammation became less active in people practicing mind-body interventions.[7]

Traduzione:

L'équipe ha analizzato 18 studi con 846 partecipanti, da uno studio del 2005 sul Qigong ad uno del 2014 che ha verificato se il tai chi influenzasse l'attività genica nelle persone affette da insonnia. Sebbene la qualità degli studi fosse varia ed i risultati complessi da interpretare, secondo Buric è emerso un modello generale. I geni legati all'infiammazione sono diventati meno attivi nelle persone che praticano interventi mente-corpo.

Si tratta di un dato importante se consideriamo il ruolo dell'infiammazione nei disturbi autoimmuni. Abbiamo parlato dello stress ossidativo nella sezione dedicata al LS ed allo stress. Abbiamo anche parlato del respiro e del suo ruolo nel ridurre l'OS e l'infiammazione. Il tai chi e il qigong sono altri strumenti da aggiungere alla vostra cassetta degli attrezzi per la guarigione olistica del LS.

Cosa Dice la MTC sul LS?

Secondo la Clinica di Agopuntura di Hastings, in Nuova Zelanda:

> What can cause lichen sclerosus according to traditional Chinese medicine (TCM)? There are a number of causes or patterns of disharmony involving a number of organs. Probably the most common pattern is known as damp heat in the lower burner. The damp heat condition also can correlate to yeast infection and thrush and the treatment principle is to use herbs that clear heat and resolve damp.
>
> Another common cause is due to the liver. The Liver meridian transverses through the genitals and excess heat can get trapped in the meridian and accumulate in the genitals. A weakness or deficiency in the body can also lead to the vulvar not being nourished by energy and blood and hence leading to a disposition to be invaded by pathogens according to traditional theory.[8]

Traduzione:

> Quali sono le cause del lichen sclerosus secondo la medicina tradizionale cinese (MTC)? Esistono diverse cause o modelli di disarmonia che coinvolgono diversi organi. Probabilmente, il modello più comune è noto

come calore umido nella parte inferiore del bruciatore. La condizione di calore umido può anche essere correlata ad infezioni da lievito e mughetto ed il principio di trattamento consiste nell'utilizzare erbe che eliminano il calore e risolvono l'umidità.

Un'altra causa comune è dovuta dal fegato. Il meridiano del fegato attraversa i genitali ed il calore in eccesso può rimanere intrappolato nel meridiano ed accumularsi nei genitali. Una debolezza o una carenza nell'organismo può anche far sì che la vulva non sia nutrita di energia e sangue e quindi, secondo la teoria tradizionale, sia predisposta all'invasione di agenti patogeni.

Quest'ultimo commento è interessante. Ho riscontrato un grande successo con gli esercizi di terapia del pavimento pelvico che mi sono stati dati. Sembra che gli esercizi aiutino a nutrire i tessuti dell'area vulvare e pelvica.

Per anni ho sofferto di formicolii lungo le gambe e nei piedi (e spesso di vulva intorpidita per essere stata troppo a lungo seduta o in bicicletta). Da quando faccio gli esercizi per il pavimento pelvico ed aumento il numero di volte in cui eseguo ogni giorno la pratica della coppettazione di qigong sull'osso sacro e sul coccige, non ho più avuto alcun formicolio o torpore. Non sono mai stata così concentrata sul nutrimento della mia vulva!

Più Energia

Avendo scritto un libro sui chakra, sarei negligente se non affrontassi l'elefante energetico nella stanza: i centri energetici coinvolti nel LS. Dal mio libro *Householder Yogini*:

> *Chakra, in sanscrito, significa ruota. Quando parliamo del sistema dei chakra, ci riferiamo più spesso ai sette centri energetici principali del corpo, che partono dalla base della colonna vertebrale e terminano alla corona della testa. Queste ruote girevoli sono responsabili del flusso del* prana, *l'energia della forza vitale, attraverso un sistema di* nadi *o canali nel corpo.*
>
> *Conosciuto da migliaia di anni, il sistema dei chakra è più spesso associato alle pratiche spirituali dello yoga o alla pratica curativa del reiki. Quando i canali si bloccano, possono verificarsi disagi nella mente e nel corpo. Quando i canali sono chiari e aperti, l'energia fluisce liberamente, portando ad una salute migliore ed a stati di consapevolezza più elevati.*
>
> *Le antiche pratiche dello yoga si sono sposate con le pratiche occidentali della psicologia e molti praticanti fanno collegamenti tra i*

corpi fisici, emotivi e spirituali dell'individuo.

Mentre contemplavo le aree del mio corpo interessate dal LS, ho considerato i chakra coinvolti. Il primo è il chakra della radice (centro energetico alla base del tronco: vulva e ano). Altro da *Householder Yogini*:

> *I problemi emotivi del chakra della radice, come la paura o la sensazione di non essere sostenuti, possono derivare dall'infanzia, da una relazione non ideale o da un ambiente di lavoro inadeguato (per citarne alcuni). Queste condizioni intaccano le nostre fondamenta nel corso del tempo. Danno forma alla nostra prospettiva e formano i nostri schemi di credenza.*
>
> *Dopo aver utilizzato per anni una miriade di tecniche per gestire il dolore causato da una serie di lesioni alla colonna vertebrale, la mia risposta alla paura era in stato di massima allerta. Spesso avevo bisogno di consolare la mia mente e la mia risposta alla paura. Quando si scatenava il panico per il dolore o per condizioni che potevano aumentare il dolore, spesso mi rassicuravo: "Stai bene. Sei al sicuro. È tutto a posto. Rilassati". Questo dialogo mi ha aiutato a*

fare amicizia con la mia risposta e con i miei schemi, invece di aumentare la lotta e la resistenza nel mio corpo e nella mia mente.

Se il corpo è intrappolato in una risposta di paura o di dolore, dobbiamo indagare sulle emozioni che possono essere represse, reindirizzate ed erroneamente espresse attraverso il corpo fisico. Se esistono dolori o disturbi alle gambe, ai piedi, alle ginocchia e alla parte inferiore del tronco (emorroidi, stitichezza), chiedetevi quali emozioni state provando.

Ho paura di qualcosa? C'è una mancanza di sostegno (materiale, emotivo o altro) nella mia vita? Quali sono i miei bisogni che non vengono soddisfatti?

Il chakra della radice è responsabile delle solide fondamenta, della sicurezza e del sostegno. Il suo elemento è la terra. È qui che ci sentiamo a terra. Oppure no. Personalmente, ho notato la paura della mia infanzia intrappolata nella risposta del mio sistema nervoso alla vita. Avevo bisogno di affrontare l'ipersensibilità alla paura e di usarla per creare un ambiente più gentile e delicato per me stessa. Uso una miriade di tecniche:

1. Meditazione/qigong

2. Passare del tempo nella natura, sia che si tratti di una passeggiata con un amico o sedermi in una foresta.
3. Musica edificante/rilassante
4. Movimento, come le pedalate o il pilates
5. Risate, gratitudine e felicità come pratica quotidiana (e alcuni giorni questa pratica è impegnativa!).
6. Lasciare andare ciò che non è importante o per cui non valga la pena lottare.
7. Erbe come la passiflora o integratori come la L-Teanina.

Quando il mio sistema nervoso è sovraccarico, semplifico il mio ambiente. Una cosa alla volta.

L'altro centro energetico che mi viene in mente quando penso al LS è il secondo chakra.

Il secondo chakra si trova nel bacino. Questo centro energetico è responsabile della creatività, della sensualità e della sessualità, delle relazioni, dell'abbondanza e della giocosità. È anche la sede delle emozioni. Il suo elemento è l'acqua.

Il senso di colpa, il biasimo e la vergogna risiedono nel chakra sacrale. Questo centro energetico governa i nostri organi riproduttivi. È logico che questo centro sia coinvolto nel LS.

Una volta affrontati i problemi del chakra della radice relativi alla paura, alla sicurezza ed al sentirsi sostenuti, indaghiamo sui nostri sentimenti di colpevolezza, vergogna e senso di colpa legati all'infanzia, alla sessualità ed alle relazioni. A questo punto mi rivolgo al diario, all'arte e ad altre forme di espressione per aiutare l'energia a fluire.

Naturalmente, la terapia può essere utile mentre si parla con un professionista dei traumi della propria vita. Anche se finora la vostra vita è stata relativamente priva di traumi, può essere utile parlare con qualcuno dei vostri sentimenti nei confronti del LS. Ricevere questa diagnosi può aumentare il carico di stress generale. Cercare il sostegno di un professionista, come uno psicologo o un terapeuta sessuale, può ridurre questo peso e favorire la guarigione.

Per la guarigione del secondo chakra, cerco di incorporare quanto segue:

1. La danza
2. La musica
3. Gioco (con un membro della famiglia, un animale domestico, un amico)
4. Creare (qualcosa, qualsiasi cosa... giardinaggio, ceramica, pupazzi di neve, poesie, lavoro a maglia, buon cibo, arte della vulva)
5. Approfondire le mie amicizie e scegliere con saggezza con chi passare il tempo.
6. Massaggio con olio per la mia vulva

7. Bagni meditativi nella vasca (spesso con alcuni petali di rosa o gocce di oli essenziali).

Quando si tratta del secondo chakra, si tratta di lasciar andare il senso di colpa, la colpevolezza e la vergogna e di osare ad essere felici - dove si è, per come si è.

Gruppi di Supporto

Più tempo trascorro nei gruppi di sostegno per il LS, più mi sento ossessionata (e stressata) dal LS. L'energia si ripete... entriamo in questo circolo vizioso di qualcosa che non va in noi, e poi continuiamo a cercare modi per rafforzare questo messaggio. È ora di cambiare il messaggio.

La mia meditazione mattutina sulla felicità con il qigong è un rituale di guarigione che sembra penetrare attraverso le barriere per informare le mie cellule che non sono in uno stato di crisi. Ma che sono in uno stato di benessere. Questa è la mentalità che pratico.

Uno dei miei film preferiti è *Love Actually*. Lo guardo ogni anno a Natale. In una delle storie del film, il testimone è segretamente innamorato della sposa. Lo tiene per sé, ma è ossessionato da lei. Un giorno si presenta alla porta di lei con una serie di cartelli di cartone. Li sfoglia uno dopo l'altro mentre lei legge la sua confessione d'amore e poi lui decide di lasciarla andare. Mentre lui si allontana, lei gli corre dietro e gli dà un bacio, poi torna in casa. Lui continua per la sua strada, dicendo a sé stesso: "Adesso basta. Basta."

È ora di smettere di essere ossessionati dal LS. Di lasciare che il mio corpo si senta di nuovo bene. *Basta.*

Anni fa, mentre leggevo qualcosa sulla guarigione, qualcosa aveva attirato la mia attenzione. Non ricordo la fonte. Avete presente quando vi imbattete in qualcosa che vi sembra una verità profonda? Questo è stato uno di quei momenti per me.

L'autore scriveva di profonde connessioni psicologiche con la malattia. Quando qualcuno inizia una nuova terapia, ha una prima risposta positiva alla guarigione, per poi tornare a soffrire settimane o mesi dopo. Si inizia una nuova terapia con risultati simili e si continua a girare.

Questo potrebbe indicare il potere del placebo/nocebo, ma la verità più profonda che l'autore ha affermato è che esiste un blocco psicologico alla guarigione (forse sotto forma di trauma irrisolto).

Non sto dicendo che il LS sia nella vostra testa. Mai. Io ce l'ho. Ma sicuramente non è nella mia testa. Anzi, è proprio l'opposto della mia testa. Tuttavia, credo che la mia mente abbia molto a che fare con essa. Credo anche che vada oltre il trauma irrisolto dell'individuo. Potrebbe avere radici profonde come traumi/squilibri familiari, traumi ancestrali, traumi collettivi o persino il karma.

Soprattutto quando sono coinvolti dei bambini, mi interrogo sulle condizioni alimentari, ambientali, di nascita, sulla predisposizione genetica, sui batteri (i soliti colpevoli), e mi interrogo anche sul sistema immunitario/bioma del genitore che ha partorito, trasmesso al bambino, sul trauma familiare, sulla nascita e sulle condizioni ancestrali.

L'energia è informazione. Le malattie contengono informazioni. Spesso si tratta di informazioni errate, di messaggi sbagliati nel corpo.

Con i bambini, la meditazione e le pratiche di guarigione potrebbero non essere un percorso terapeutico adatto a loro; tuttavia, è possibile praticare per loro. Ogni giorno chiamo la mia famiglia ed i miei amici (ed anche te, cara lettrice) nella mia pratica di meditazione. Vedo i loro volti sorridenti dietro i miei occhi chiusi ed invio loro tutto l'amore e la guarigione che pratico per me stessa. Possiamo fare questo per gli altri. Siamo tutti connessi. Forse possiamo cambiare il messaggio insieme.

Il Qigong, la meditazione e l'autocompassione mi hanno aiutato a riorganizzare il mio sistema nervoso. È una pratica quotidiana. Credo che la malattia ci indichi la direzione della salute. Alcuni viaggi sono più lunghi di altri. Tutti valgono la pena di essere affrontati. Cammino costantemente su questa linea tra l'utilizzare le mie malattie/infortuni come insegnanti che mi indicano la direzione di una maggiore guarigione e l'aiutarmi a lasciare andare il condizionamento del "c'è qualcosa di sbagliato che deve essere riparato".

All'inizio, i gruppi di sostegno sono una manna dal cielo. Non ci si sente più soli. Si impara molto sui rimedi che le persone usano e sui professionisti da consultare. Ma arriva un momento in cui, una volta nel gruppo, improvvisamente ci si sente più pesanti di prima. Il gruppo è diventato più grande di noi.

Sì, all'inizio della diagnosi di LS, può sembrare angosciante e troppo da sopportare. Condividere queste emozioni è utile. Rimanere in questo stato per troppo tempo non migliorerà la situazione. Passerete attraverso le fasi della guarigione. Sappiate riconoscere quando il tempo trascorso nei gruppi di sostegno è sufficiente.

Autocompassione

La compassione è fondamentale per me. Fare pace è un progresso per me, in molti modi diversi dalla semplice guarigione dal LS. Il LS diventa l'insegnante che mi aiuta ad imparare una compassione più profonda e mi mostra dove il trauma non elaborato continua a risiedere nel mio corpo. Il LS mi indirizza verso una pratica più profonda: il qigong e la meditazione, allineando il mio corpo con la mente e con lo spirito.

Alla fine, però, tutte le strade portano alla compassione. So che devo ancora elaborare la rabbia. Ma sento di poter raggiungere la compassione più velocemente di quanto non facessi prima. Invece di chiedermi: "Perché è successo a me?". Posso chiedere: "Perché è successo *per* me?". Ho ricevuto molti doni dalla malattia. Tutti sotto forma di una vita più semplice, più lenta, più morbida, più leggera e più felice.

È strano, ma è quasi come se io ed il LS camminassimo l'uno accanto all'altro. Comincio a guardarlo come un amico. Provo calore per la mia condizione. Per la mia colonna vertebrale. Anche mentre scrivo con un mal di testa che sono abbastanza sicuro provenga dal collo e mio figlio è al piano di sotto a riprendersi dal Covid, sento ancora calore verso tutte queste condizioni della mia vita. Una calda coperta di pace. Penso che sentirmi diversamente porterebbe più sofferenza mentale e fisica.

Questo non vuol dire che di tanto in tanto non perda la testa. Qui le bombe a salve cadono regolarmente. Ma è rassicurante sapere che, sempre di più, posso sentirmi in pace con la vita. Il mio corpo ed io stiamo imparando ad andare di nuovo d'accordo. Rivela ciò che deve essere guarito ed io mi rivolgo alla natura, ai miei insegnanti ed alle mie pratiche per digerire ciò che non è stato. Poi mi lascio andare, ancora ed ancora.

6
UN RITUALE NUTRIENTE

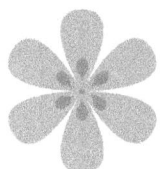

Saltare la Scuola per Prendersi Cura di Sé

Avrei dovuto partecipare ad una chiamata Zoom per un corso. Ma era Domenica e volevo dare la priorità alla cura di me stessa, in stile LS. Mio figlio aveva i compiti da fare e mia figlia dormiva. Ho avvertito il gruppo della mia assenza via e-mail. Ecco come è iniziata la mia giornata:

- Bere acqua calda con limone
- Meditazione all'aperto, compresa la respirazione del ventre
- Colazione senza glutine, senza zucchero e senza latticini

- Tè all'ortica in infusione mentre riempivo la vasca da bagno
- Bagno ai sali minerali con massaggio della vulva per liberare le aree di fusione o cicatriziali.
- Applicazione post-bagno di crema topica all'estriolo per aiutare a rimpolpare i tessuti
- Miscela di oli naturali per uso topico per mantenere in salute i tessuti
- Massaggio della vulva/pelvico/tecnica del rilascio come insegnatomi dalla mia terapista del pavimento pelvico

Mi sono presa il mio tempo e mi sono goduta una lenta mattinata di pratiche nutrienti. In tutta onestà, ho impiegato circa 90 minuti. Quando ho finito, mia figlia non si era ancora alzata.

Alcuni pazienti con il LS hanno una routine di cura quotidiana completa. Io ho una routine quotidiana più minimale e includo una sessione più lunga (come quella di cui sopra) una o due volte alla settimana. Troverete o creerete quella che fa per voi. Il mio rituale LS mi mette a mio agio ed ha migliorato la qualità dei miei tessuti vulvari.

Ho già accennato al fatto che, per me, sembra esserci un ordine di guarigione:

- Alleviare il prurito causato da batteri, funghi e lieviti
- Curare i tessuti (abrasioni, fessure, irritazioni)
- Rafforzare la barriera cutanea e proteggere il derma.
- Il tutto affrontando l'infiammazione dell'organismo.

Parliamo di prodotti topici.

È importante fermare il prurito/irritazione per prevenire ulteriori danni alla pelle dovuti al grattamento.

Personalmente, ho trovato particolarmente lenitivo il gel di aloe vera puro (della mia pianta). Molti utenti online riferiscono di aver usato l'olio di cocco con grande beneficio.

L'immersione in una vasca può alleviare il prurito/disturbo e preparare la pelle a ricevere i prodotti topici. Individuare i fattori scatenanti nella dieta (lo zucchero è un fattore comune) può aiutare a ridurre/eliminare il prurito. Anche l'inclusione di alimenti antistaminici nella dieta può essere utile (da qui il tè all'ortica).

L'obiettivo successivo è la guarigione di eventuali abrasioni, fessure o aree crude.

Esiste una varietà di pomate curative sul mercato rivolte direttamente al LS. Possono essere costose, ma non è detto. Anche in questo caso, molti riferiscono di aver avuto successo utilizzando olio di cocco, olio d'oliva o semplici pomate con ingredienti naturali.

Se urinare risulta fastidioso, l'uso di una bottiglia di risciacquo per la vulva dopo la pipì è un trattamento efficace per molte persone affette dal LS. Una mamma ha preparato uno zaino speciale per sua figlia ed ha informato l'infermiera della scuola del suo LS. Piuttosto che affrontare il disagio a scuola, sua figlia poteva passare dalla postazione dell'infermiera mentre andava in bagno e prendere le sue provviste. Un risciacquo dopo la pipì è molto utile per alleviare il disagio ed un'applicazione topica può lenire ulteriormente la vulva. Mamma intelligente.

Rafforzare la barriera cutanea e proteggere il derma.

Come già detto, l'urina può irritare la pelle. Una bottiglia da risciacquo o il bidet possono funzionare bene per alleviare questo problema. Alcune persone ritengono che le salviette naturali a base d'acqua siano migliori della carta igienica, soprattutto quando la pelle è lesa. Mentre la pelle guarisce, ha bisogno di protezione. Una crema barriera è utile, soprattutto se la biancheria intima o i pantaloni causano attrito (gli indumenti larghi possono aiutare).

"Barrier creams maintain and protect the physical barrier of the skin and prevent the skin from drying out. They stop transepidermal water loss and skin breakdown by providing a topical barrier on the skin. These creams can also heal skin tears and existing wounds." By acting as a shield against potential irritants, they are designed to create the ideal environment for damaged skin to restore itself.[1]

—ANNIE GONZALEZ, DERMATOLOGIST –
BYRDIE

Traduzione:

"Le creme barriera mantengono e proteggono la barriera fisica della pelle e ne impediscono la secchezza. Bloccano la perdita d'acqua transepidermica e la rottura della pelle fornendo una barriera topica sulla pelle. Queste creme possono anche guarire le lacerazioni della pelle e le ferite esistenti". Agendo come uno scudo contro potenziali agenti irritanti, sono progettate per creare l'ambiente ideale affinché la pelle danneggiata possa ripristinarsi.

Le creme barriera tendono ad essere molto dense. Anche in questo caso, i prezzi possono variare da miscele costose a qualcosa di semplice come l'olio di ricino. La mia terapeuta del pavimento pelvico consiglia la Cerave®. L'olio di emu è una scelta popolare nella comunità LS. Anche se le creme possono offrire una miscela di ingredienti terapeutici, se uno degli ingredienti non è d'accordo con la vostra pelle, sarà difficile individuare il colpevole.

Affrontare l'infiammazione di fondo.

Sappiamo che la salute dell'intestino svolge un ruolo nelle condizioni autoimmuni. È importante migliorare l'intestino riducendo o eliminando gli alimenti trasformati, lo zucchero e gli ingredienti che causano sensibilità.

Potete sottoporvi ad un test naturopatico per verificare la presenza di questi alimenti o tenere un diario alimentare in cui annotare le eventuali manifestazioni in rispetto a ciò che avete mangiato. Ho parlato di ossalati e istamine, oltre che di altri fattori alimentari. Ho anche parlato dello stress ossidativo e delle vitamine e delle pratiche respiratorie che riducono l'OS. Includete nella vostra dieta molti alimenti ricchi di sostanze nutritive.

Lavorate per mantenere basso lo stress personale e aumentate l'amore e le risate nella vostra vita.

Altre Strade Naturali per la Guarigione del Lichen Sclerosus.

Anche in questo caso, il LS è unico per ogni persona. Alcuni hanno riportato buoni risultati utilizzando i seguenti metodi:

- Agopuntura e/o medicina tradizionale cinese
- Omeopatia
- Terapia laser Mona Lisa Touch

- PRP (iniezioni di plasma ricco di piastrine)
- Naturopatia
- Medicina funzionale
- Erbologia

E, naturalmente, troverete molte informazioni online:

Fractionated CO_2 laser treatment showed significant improvement in subjective symptoms and objective measures compared with clobetasol propionate, without serious safety or adverse events at 6 months.[2]

Traduzione:

Il trattamento laser CO_2 frazionato ha mostrato un miglioramento significativo dei sintomi soggettivi e delle misure oggettive rispetto al clobetasolo propionato, senza gravi eventi avversi o di sicurezza a 6 mesi.

Pagina web della National Library of Medicine:

Topical and dietary administrations of avocado and soybean extract have been assessed in patients with mild to moderate vulvar lichen sclerosus (VLS). At the end of 24 weeks of treatment period, main sign and symptom of disease have been diminished significantly. **Conclusions:** Our results provide evidence that the topical and dietary supplements used in the study, which contain active principles exerting anti-inflammatory, anti-fibrotic, emollient, and lenitive actions, are effective alternatives in the treatment of symptoms and signs of mild-to-moderate VLS.[3]

Traduzione:

Le somministrazioni topiche e dietetiche di avocado ed estratto di soia sono state valutate in pazienti con lichen sclerosus vulvare (VLS) da lieve a moderato. Al termine delle 24 settimane di trattamento, i principali segni e sintomi della malattia sono diminuiti in modo significativo. **Conclusioni:** I nostri risultati dimostrano che gli integratori topici e dietetici utilizzati nello studio, che contengono principi attivi ad azione antinfiammatoria, antifibrotica, emolliente e lenitiva, sono alternative efficaci nel trattamento dei sintomi e dei segni della VLS da lieve a moderata.

Sta a voi decidere dove investire tempo, energia e denaro nel vostro piano di trattamento. Io ho gestito bene il mio LS attraverso la dieta, il tempo trascorso nella natura, la meditazione, il riposo, i bagni occasionali, il massaggio del tessuto vulvare e gli oli/salvifici topici quotidiani.

La mia attuale miscela emolliente preferita comprende 5-6 gocce di olio di semi di melograno del mio negozio di alimenti naturali, un paio di gocce di olio di vitamina E e qualche goccia di olio di jojoba. Questa miscela mi fornisce le vitamine C, E e le ceramidi. Mi è durata mesi e con buoni risultati.

Si noti che, pur amando un buon bagno minerale, non ho avuto la gravità delle fessure o delle irritazioni che altre donne riferiscono. Anche se l'ammollo può essere lenitivo, fate attenzione all'uso dei sali nel bagno se avete ferite aperte. Alcune si trovano bene, mentre altre lo trovano doloroso. Iniziate con una piccola quantità e aumentate gradualmente se scegliete questa strada.

Nei gruppi online di LS, la parola *cura* viene evitata a favore della parola *remissione*. Anche in questo caso, non sono un medico. Ciò che la maggior parte delle persone affette dal LS sembra cercare è una routine che favorisca la remissione e fornisca loro gli strumenti per gestire personalmente le eventuali ricadute nel tempo.

E, va da sé, questo non intende sostituire i consigli o i trattamenti del medico. Il LS è un viaggio personale. Troverete ciò che funziona per voi.

Un'Intervista sul LS

Ho avuto il piacere di intervistare Allicia Mae Cain, l'amministratrice del primo gruppo Facebook sul LS a cui mi sono iscritta. È anche coautrice del libro *HELP! I Have Lichen Sclerosus! Hope for remission of LS symptoms via natural healing methods including Sodium tetraborate (borax) therapies*. Riporto di seguito l'intervista.

Qual è il problema principale che riscontra nel suo gruppo Facebook di membri con il LS?

R: La diagnosi errata e la mancanza di una comunità medica che la comprenda.

Perché avete creato il gruppo?

R: Per far sì che la gente ne parli (del LS).

Da quanto tempo sostiene questo gruppo?

R: Avevo un gruppo originale avviato nel 2018 che è stato chiuso. L'ho riaperto all'inizio del 2020 con un nuovo nome, pensando che a Facebook non fosse piaciuto qualcosa del primo nome. Ci sono più di 5500 membri, che aumentano ogni settimana.

Quale spera sia il futuro del LS?

R: Educare maggiormente il settore medico. Consapevolezza personale. Eliminare l'imbarazzo e la vergogna di coloro ai quali è stato diagnosticato.

Se ci fosse qualcosa che avrebbe voluto sapere sul LS quando ha scritto il libro e che potrebbe aggiungere ora, quale sarebbe?

R: La terapia del pavimento pelvico. Non ne avevo mai sentito parlare quando abbiamo scritto il libro.

Che cosa l'ha aiutata di più con il LS?

R: Inizialmente il borace ha calmato la mia pelle da tutte le irritazioni, poi il digiuno intermittente è diventato il miglior mantenimento per me.

Quanto tempo è passato tra la diagnosi e la remissione?

R: Ho ricevuto la diagnosi nel 2010. Ho iniziato nel 2017 con la guarigione interna (digiuno intermittente). Direi che nel 2018 ero in remissione.

Che cosa significa per lei la remissione?

R: Tu controlli la malattia, la malattia non controlla più te. Ho gli strumenti per porvi rimedio.

Il Potere del Sangha

I miei figli stanno con me ogni due settimane. Questo è l'accordo di custodia che ha creato lo scenario più sano per i nostri figli. Durante la settimana in cui non ci sono loro, posso fissare la maggior parte dei miei appuntamenti, lavorare ed immergermi nelle mie pratiche spirituali e di salute. A causa di un cambiamento di programma, i bambini sono stati con me per 10 giorni. Mi sono accorta di quanto fosse impegnativo, al decimo giorno, gestire le mie energie mentre li assistevo nei loro bisogni. Mio figlio ha avuto il Covid durante quel periodo ed ho tenuto mia figlia a casa da scuola per contenere le cose e prendermi cura di tutti. Onestamente, ero distrutta. La prima settimana è andata benissimo. I giorni successivi, invece, sono stati uno schifo. Possiamo amare le nostre famiglie, ma abbiamo anche bisogno dei nostri sangha.

A sangha is a community of friends practicing the dharma together in order to bring about and to maintain awareness. The essence of a sangha is awareness, understanding, acceptance, harmony and love. When you do not see these in a community, it is not a true sangha, and you should have the courage to say so.[4]

— ~WHAT IS SANGHA BY THICH NHAT HANH IN LION'S ROAR MAGAZINE

Traduzione:

Un sangha è una comunità di amici che praticano il dharma insieme per realizzare e mantenere la consapevolezza. L'essenza di un sangha è consapevolezza, comprensione, accettazione, armonia e amore. Quando non si vedono queste caratteristiche in una comunità, non si tratta di un vero sangha e bisogna avere il coraggio di dirlo.

Forse la vostra famiglia è il vostro sangha. Il più delle volte, però, sento dire che le persone si sforzano di trovare un equilibrio tra la famiglia e la cura di sé. Non c'è un giusto o uno sbagliato. Si può avere la propria famiglia ed anche il proprio sangha.

Quando l'anno scorso è morto il mio amato gatto di 22 anni, ero fuori di me dal dolore. È stato poco prima di scoprire di avere la LS. Di solito elaboro queste cose da sola, attraverso la scrittura, la natura o la pratica della meditazione. In quel periodo, però, stavo partecipando ad un anno di meditazione con una comunità di praticanti e studenti di buddismo tibetano. Ho scritto nella nostra comunità online della morte del mio gatto e della mia tristezza. Naturalmente, nei commenti si riversò molto amore, ma un commento attirò la mia attenzione e continua a fluttuare nella mia mente ancora oggi. "Il sangha è qui per te".

Riconosco che mi sto prendendo delle libertà con il termine sangha. Nella definizione di Thich Nhat Hanh, egli parla di una comunità che pratica il dharma. Il sangha è una comunità buddista. Tuttavia, sento lo stesso senso di sangha anche nella mia comunità di qigong. Perché ne parlo? C'è una differenza tra gruppi di sostegno e sangha:

I gruppi di sostegno del LS sono stati preziosi per aiutarmi a capire che non sono sola in questa condizione, offrendo informazioni e risorse. È un luogo dove condividere frustrazioni, sfide e trionfi. Non è un posto dove vado per la mia pratica di guarigione personale.

Quello che voglio dire è di considerare di trovare il vostro sangha. Può essere un gruppo di preghiera, la vostra chiesa o luogo di culto, una comunità di qigong, buddismo, meditazione o yoga. Potrebbe essere una condivisione di reiki, un corso di danza Nia, un circolo di guarigione o persino un club di giardinaggio. Fate in modo che diventi una parte regolare della vostra pratica di benessere. Collegatevi di persona, quando possibile. Se non è possibile, il web è a portata di mano. Trovate un gruppo che vi sollevi lo spirito e alleggerisca la vostra energia.

E sì, sto spingendo il mio programma personale qui.

1. Perché credo che siamo tutti collegati e che appartenere a una comunità amorevole non solo fa bene all'individuo, ma anche al mondo.
2. Perché siete molto di più del vostro LS e la pratica spirituale apre le porte ad una comprensione più ampia della vita, della sofferenza e della guarigione.
3. Perché voglio che guariate in modo da poter condividere ancora più amore ed energia di guarigione con chi vi circonda.

Pensieri Finali sul LS

Fate attenzione a non esaurire le vostre persone di supporto: amici e familiari. Una conversazione con i vostri cari può aiutare tutti a stabilire dei limiti chiari su ciò che sono in grado di dare. Si preoccupano già della vostra salute. Per questo è importante trovare un gruppo di sostegno in cui condividere il carico. In questo modo la famiglia, gli amici e il partner possono evitare di essere sopraffatti e allo stesso tempo sostenervi. Create dei supporti che nutrano voi e le vostre relazioni.

Uno dei membri del gruppo Facebook si è chiesto perché il LS sembra che tenda ad aggravarsi dopo la diagnosi, perché la condizione sembra peggiorare dopo che vi è stato detto che l'avete. Mi vengono in mente due cose:

1. Dopo la diagnosi siamo ipersensibili a qualsiasi cosa accada nella nostra area vulvovaginale. Prima della diagnosi, un prurito minore passava inosservato, un piccolo formicolio e semplicemente accavallavamo le gambe. Se il prurito è forte, prendiamo un succo di mirtillo o una cura per il lievito. Dopo la diagnosi, ogni prurito diventa qualcosa di cui preoccuparsi.
2. Preoccupazione e ansia. Il motivo per cui ho scelto il sottotitolo di questo libro è che:

- Non voglio ingannare nessuno facendo credere di avere la cura.
- Il LS sembra avere una forte correlazione con lo stress e lo stesso stress di affrontare ed essere diagnosticati con il LS può risultare totalizzante.

Non possiamo sapere cosa ci riserverà la vita, possiamo solo riempire la nostra cassetta degli attrezzi con tutti gli strumenti necessari per nutrirci nel corso della nostra vita. Se il LS è il nostro punto di partenza, approfittiamo di questa opportunità per prenderci cura del nostro benessere fisico, mentale ed emotivo. Curiamo lo stress del LS. In questo modo acquisiamo gli strumenti per guarire da altri fattori di stress che potrebbero presentarsi.

So che è difficile accettare un dono che causa tanto disagio, dolore, vergogna e spesso disperazione. Ma le persone stanno guarendo dal LS. Chiamatela remissione, se volete, ma le persone stanno guarendo. E il LS è un'opportunità per guarire molto di più della nostra vulva. Non che sia poco.

Non paragonate il vostro percorso a quello di un'altra persona. Ognuno di noi guarisce con i propri tempi. E se non riusciamo a guarire? Che ne sarà di noi? Potrà sembrare che abbiamo fallito in qualche modo. Non è vero, amica mia. Guaritori più formidabili di me e di te (e credimi, siamo formidabili) non hanno comunque vissuto sempre in perfetta salute. Non abbiamo mai fallito. Siamo sempre riusciti a vivere questa preziosa vita umana.

Quindi, non prendete il peso della guarigione sulle vostre spalle. Unitevi al viaggio per nutrire voi stessi in tutti i modi. Scegliete l'autocompassione, la gentilezza e la spensieratezza quando potete. Quando è insopportabile, condividetelo con la Madre Divina, la Madre Terra, i vostri antenati (credo che abbiano avuto un ruolo in tutto questo) e riunite la vostra squadra di sostegno composta da medici, specialisti del pavimento pelvico, famiglia, amici, natura, animali domestici e comunità spirituale o pratiche di guarigione.

Quando pratichiamo la compassione e la gentilezza amorevole, attiriamo più energia per noi stessi, per le nostre famiglie, per le nostre comunità e per il mondo. Trovate una pratica che vi riscaldi il cuore e accenda il vostro spirito.

Che possiate trovare molto sostegno nel vostro cammino.

Che possiate essere felici

Che possiate essere in salute

Che possiate essere al sicuro

Che possiate essere liberi dalla sofferenza interiore ed esteriore

Che possiate vivere con facilità e gioia

E che tutti gli esseri ne traggano beneficio.

Con tanto amore,

Stephanie

SE AVETE APPREZZATO QUESTO LIBRO

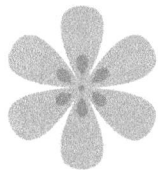

Cortesemente, lasciate una recensione su Amazon o sulla piattaforma di vostra scelta. Le vostre parole aiutano altri lettori a scoprire il libro ed a sostenere il loro viaggio verso la guarigione dal LS.

Inoltre, aiutate Stephanie a continuare a fare il lavoro che ama.

Grazie!

L'AUTORE

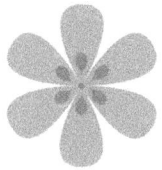

Stephanie Hrehirchuk è un'autrice Canadese con oltre 20 libri, tra cui il pluripremiato memoir *An Accidental Awakening: Non si tratta di yoga; si tratta di famiglia*. Vive ai piedi delle Montagne Rocciose Canadesi. Le sue passioni e la sua formazione nel corso degli anni includono lo yoga tibetano della respirazione e del movimento, la nutrizione crudista, la riflessologia spinale, il qigong, il reiki e l'ayurveda.

A Stephanie è stato diagnosticato il lichen sclerosus nel 2021 e condivide la sua gamma di pratiche per sostenere le persone affette da lichen sclerosus. Potrete trovarla su StephanieHrehirchuk.ca

NOTE

Introduzione

1. (Tysonsgynecology.com) Vulva-Vaginal Disorders Specialist & Vulva Dermatology - The Menopause Centre https://www.tysonsgynecology.com/vulva-dermatology-vaginal-disorders/
2. https://www.yourdictionary.com/vagina

1. Informazioni sul LS

1. Liberty Women's Health/ Vulvar Health: Lichen Sclerosus https://www.libertywomenshealth.ca/post/lichen-sclerosis
2. The Royal Women's Hospital, Victoria, Australia/ Lichen Sclerosus https://www.thewomens.org.au/health-information/vulva-vagina/vulva-vagina-problems/lichen-sclerosus
3. NORD/ Rare Disease Database/ Lichen Sclerosus https://rarediseases.org/rare-diseases/lichen-sclerosus/
4. National Human Genome Research Institute https://www.genome.gov/FAQ/Rare-Diseases#:
5. The Royal Women's Hospital, Victoria, Australia/ Lichen Sclerosus https://www.thewomens.org.au/health-information/vulva-vagina/vulva-vagina-problems/lichen-sclerosus
6. Tran DA, Tan X, Macri CJ, Goldstein AT, Fu SW. Lichen Sclerosus: An autoimmunopathogenic and genomic enigma with emerging genetic and immune targets. *Int J Biol Sci*. 2019;15(7):1429-1439. Published 2019 Jun 2. doi:10.7150/ijbs.34613
7. (Healthline.com) Corinne O'Keefe Osborn, January, 2019 https://www.healthline.com/health/lichenification#:
8. https://www.merriam-webster.com/dictionary/sclerosis#:~:text=1%20%3A%20pathological%20hardening%20of%20tissue,adapt%20or%20compromise%20political%20sclerosis
9. https://www.youtube.com/watch?v=vltY9mr8E68

10. Fistarol SK, Itin PH. Diagnosis and treatment of lichen sclerosus: an update. *Am J Clin Dermatol*. 2013;14(1):27-47. doi:10.1007/s40257-012-0006-4
11. (ClinicalAdvisor.com) Melissa Morgan & Lisa Daitch, February, 2017 https://www.clinicaladvisor.com/home/topics/ob-gyn-information-center/vulvar-lichen-sclerosus-breaking-the-silence/
12. (CedarsSinai.com) Lichen Sclerosus https://www.cedars-sinai.org/health-library/diseases-and-conditions/l/lichen-sclerosus.html
13. The Royal Children's Hospital Melbourne, July 2020 https://www.rch.org.au/kidsinfo/fact_sheets/Lichen_sclerosus/
14. (MountainRoseHerbs.com) Borax Powder https://mountainroseherbs.com/borax-powder
15. (Healthline.com) Erica Cerino, May, 2018 https://www.healthline.com/health/is-borax-safe

2. La Strada Della Guarigione

1. (Today.com) Kamari Stewart, November, 2021 https://www.today.com/shop/ceramides-benefits-products-t237467
2. (Healthline.com) Kristeen Cherney, August, 2018 https://www.healthline.com/health/beauty-skin-care/ceramide#takeaway
3. (my.clevelandclinic.org) Lichen Sclerosus https://my.clevelandclinic.org/health/diseases/16564-lichen-sclerosus
4. (thelancet.com) Dr. JJ Powell & F Wojnarowska, May, 1999 https://www.thelancet.com/journals/lancet/article/PIIS0140-6736(98)08228-2/references
5. Nilanchali Singh, Prafull Ghatage, "Etiology, Clinical Features, and Diagnosis of Vulvar Lichen Sclerosus: A Scoping Review", *Obstetrics and Gynecology International*, vol. 2020, Article ID 7480754, 8 pages, 2020. https://doi.org/10.1155/2020/7480754
6. Kirtschig G. Lichen Sclerosus-Presentation, Diagnosis and Management. *Dtsch Arztebl Int*. 2016;113(19):337-343. doi:10.3238/arztebl.2016.0337 https://www.ncbi.nlm.nih.gov/pmc/articles/PMC4904529/
7. (Humanwindow.com) Martin Caparrotta, September, 2020 https://humanwindow.com/dr-gabor-mate-interview-childhood-trauma-anxiety-culture/

8. (BBC.com) Claudia Hammond, Can Writing About Pain Make You Heal Faster, June, 2017 https://www.bbc.com/future/article/20170601-can-writing-about-pain-make-you-heal-faster
9. (my.Clevelandclinic.org) Stress https://my.clevelandclinic.org/health/articles/11874-stress
10. (Drgabormate.com) Home https://drgabormate.com/mindbody-health/
11. Paulis G, Berardesca E. Lichen sclerosus: the role of oxidative stress in the pathogenesis of the disease and its possible transformation into carcinoma. *Res Rep Urol.* 2019;11:223-232. Published 2019 Aug 20. doi:10.2147/RRU.S205184 https://www.ncbi.nlm.nih.gov/pmc/articles/PMC6709801/
12. Serbecic N, Beutelspacher SC. Anti-oxidative vitamins prevent lipid-peroxidation and apoptosis in corneal endothelial cells. *Cell Tissue Res.* 2005;320(3):465-475. doi:10.1007/s00441-004-1030-3 https://pubmed.ncbi.nlm.nih.gov/15838641/
13. Lee CH, Giuliani F. The Role of Inflammation in Depression and Fatigue. *Front Immunol.* 2019;10:1696. Published 2019 Jul 19. doi:10.3389/fimmu.2019.01696 https://www.ncbi.nlm.nih.gov/pmc/articles/PMC6658985/
14. Martarelli D, Cocchioni M, Scuri S, Pompei P. Diaphragmatic breathing reduces exercise-induced oxidative stress. *Evid Based Complement Alternat Med.* 2011;2011:932430. doi:10.1093/ecam/nep169 https://www.ncbi.nlm.nih.gov/pmc/articles/PMC3139518/
15. Yang, E.J., Sekhon, S., Beck, K.M. et al. Neuromodulation in Inflammatory Skin Disease. *Dermatol Ther (Heidelb)* **8**, 1–4 (2018). https://doi.org/10.1007/s13555-018-0227-4 https://link.springer.com/article/10.1007/s13555-018-0227-4
16. (CBC.ca) Nicole Mahabir, From fight or flight to rest and digest: How to reset your nervous system with breath, January, 2018
    https://www.cbc.ca/life/wellness/from-fight-or-flight-to-rest-and-digest-how-to-reset-your-nervous-system-with-the-breath-1.4485695
17. (hopkinsallchildrens.org) Diaphragmatic Breathing https://www.hopkinsallchildrens.org/Services/Anesthesiology/Pain-Management/Complementary-Pain-Therapies/Diaphragmatic-Breathing
18. (Physiotherapy.ca) Samantha Doralp, Spotlight on Alternative Nostril Breathing https://physiotherapy.ca/spotlight-alternate-nostril-breathing

3. Dal Cibo al Digiuno

1. (Hopkinsmedicine.org) Intermittent Fasting: What is it, and how does it work? https://www.hopkinsmedicine.org/health/wellness-and-prevention/intermittent-fasting-what-is-it-and-how-does-it-work
2. (Cedars-sinai.org) Agata Smieciuszewski, Is Intermittent Fasting Healthy? November, 2019 https://www.cedars-sinai.org/blog/intermittent-fasting.html
3. (Sydneygastroenterologist.com.au) How too much sugar affects the gut microbiome http://sydneygastroenterologist.com.au/blog/how-too-much-sugar-affects-the-gut-microbiome/
4. Chattopadhyay S, Arnold JD, Malayil L, et al. Potential role of the skin and gut microbiota in premenarchal vulvar lichen sclerosus: A pilot case-control study. *PLoS One*. 2021;16(1):e0245243. Published 2021 Jan 14. doi:10.1371/journal.pone.0245243 https://pubmed.ncbi.nlm.nih.gov/33444404/
5. (Glutenfreesociety.org) Research Links Gluten Sensitivity to Multiple Autoimmune Diseases https://www.glutenfreesociety.org/gluten-and-the-autoimmune-disease-spectrum/
6. (Urologyofva.net) The Damaging Effects of Oxalates on the Human Body https://www.urologyofva.net/articles/category/healthy-living/3740469/11/13/2019/the-damaging-effects-of-oxalates-on-the-human-body
7. (Blog.rhealthc.com) Rebecca Maas, What You Need to Know about the Oxalates in Your Diet, April, 2021 https://blog.rhealthc.com/what-you-need-to-know-about-the-oxalates-in-your-diet/
8. (Sallynorton.com) Sally K Norton, What is oxalate and how can it impact your health? https://sallyknorton.com/oxalate-science/oxalate-basics/
9. (Vulvalpainsociety.org) TREATMENT OF VULVODYNIA https://vulvalpainsociety.org/research/published-research/#Holistic
10. (Hoffmancentre.com) Bruce Hoffman, Are High Oxalate Levels Harming Your Health?, August, 2021 https://hoffmancentre.com/are-high-oxalate-levels-harming-your-health/
11. (Drbeckycampbell.com) Dr. Becky Campbell, The Histamine and Blood Sugar Connection https://drbeckycampbell.com/histamine-blood-sugar-connection/

12. Farrell AM, Millard PR, Schomberg KH, Wojnarowska F. An infective aetiology for vulval lichen sclerosus re-addressed. *Clin Exp Dermatol.* 1999;24(6):479-483. doi:10.1046/j.1365-2230.1999.00538.x https://pubmed.ncbi.nlm.nih.gov/10606954/
13. (Healinghistamine.com) Histamine Intolerance, Mast Cells & Autoimmune Disorders https://healinghistamine.com/blog/histamine-mast-cells-autoimmune-disorders/
14. (Drruscio.com) Dr. Michael Ruscio, Causes of Histamine Intolerance and How to Overcome It, November, 2020 https://drruscio.com/everything-you-need-to-know-about-histamine-intolerance/
15. Chung BY, Park SY, Byun YS, et al. Effect of Different Cooking Methods on Histamine Levels in Selected Foods. *Ann Dermatol.* 2017;29(6):706-714. doi:10.5021/ad.2017.29.6.706 https://www.ncbi.nlm.nih.gov/pmc/articles/PMC5705351/
16. (lanisimpson.com) Nettles for Bones and More! May, 2010 https://lanisimpson.com/blogs/news/nettles-for-bones-and-more
17. Kregiel D, Pawlikowska E, Antolak H. *Urtica* spp.: Ordinary Plants with Extraordinary Properties. *Molecules.* 2018;23(7):1664. Published 2018 Jul 9. doi:10.3390/molecules23071664 https://www.ncbi.nlm.nih.gov/pmc/articles/PMC6100552/
18. (Healthline.com) Ryan Raman, November, 2018, 6 Evidence-based Benefits of Stinging Nettle https://www.healthline.com/nutrition/stinging-nettle#TOC_TITLE_HDR_9

4. Sostegno Della Vulva

1. Günthert AR, Limacher A, Beltraminelli H, et al. Efficacy of topical progesterone versus topical clobetasol propionate in patients with vulvar Lichen sclerosus - A double-blind randomized phase II pilot study. *Eur J Obstet Gynecol Reprod Biol.* 2022;272:88-95. doi:10.1016/j.ejogrb.2022.03.020
 https://pubmed.ncbi.nlm.nih.gov/35290878/
2. Goldman RD. Child health update: estrogen cream for labial adhesion in girls. *Can Fam Physician.* 2013;59(1):37-38. https://www.ncbi.nlm.nih.gov/pmc/articles/PMC3555651/
3. (Health.harvard.edu) Celeste Robb-Nicholson, By the way, doctor: Is vaginal estrogen safe? August, 2021
 https://www.health.harvard.edu/womens-health/by-the-way-

doctor-is-vaginal-estrogen-safe
4. (Cancertherapyadvisor.com) Lori Boardman, Vulvovaginal Disorders: Lichen Sclerosus https://www.cancertherapyadvisor.com/home/decision-support-in-medicine/obstetrics-and-gynecology/vulvovaginal-disorders-lichen-sclerosus/
5. Renaud-Vilmer C, Cavelier-Balloy B, Porcher R, Dubertret L. Vulvar Lichen Sclerosus: Effect of Long-term Topical Application of a Potent Steroid on the Course of the Disease. *Arch Dermatol.* 2004;140(6):709–712. doi:10.1001/archderm.140.6.709 https://jamanetwork.com/journals/jamadermatology/fullarticle/480623
6. Lee A, Bradford J, Fischer G. Long-term Management of Adult Vulvar Lichen Sclerosus: A Prospective Cohort Study of 507 Women. *JAMA Dermatol.* 2015;151(10):1061-1067. doi:10.1001/jamadermatol.2015.0643
   https://pubmed.ncbi.nlm.nih.gov/26070005/
7. Nilanchali Singh, Neha Mishra, Prafull Ghatage, Treatment Options in Vulvar Lichen Sclerosus: A Scoping Review, February, 2021 https://www.cureus.com/articles/49721-treatment-options-in-vulvar-lichen-sclerosus-a-scoping-review
8. (Cancer.org) Survival Rates for Vulvar Cancer https://www.cancer.org/cancer/vulvar-cancer/detection-diagnosis-staging/survival-rates.html
9. (Mayoclinic.org) Vaginal Atrophy https://www.mayoclinic.org/diseases-conditions/vaginal-atrophy/symptoms-causes/syc-20352288
10. (Racgp.org.au) Elizabeth Farrell, Genitourinary syndrome of menopause, July, 2017 https://www.racgp.org.au/afp/2017/july/genitourinary-syndrome-of-menopause

5. Un Approccio Alternativo

1. (Tysonsgynecology.com) Adrenal Fatigue and Menopause https://www.tysonsgynecology.com/adrenal-fatigue-and-menopause/
2. (Health.Harvard.edu) Giving Thanks Can Make You Happier, August, 2021 https://www.health.harvard.edu/healthbeat/giving-thanks-can-make-you-happier
3. (Greatergood.berkeley.edu) Joshua Brown & Joel Wong| How Gratitude Changes You and Your Brain, June 6, 2017 https://greatergood.

berkeley.edu/article/item/how_gratitude_changes_you_and_your_brain
4. (Autoimmuneinstitute.org) Margaux Thieme-Burdette, What is Gratitude, November 10, 2021 https://www.autoimmuneinstitute.org/what-is-gratitude/
5. (Sciencedaily.com) Cincinnati Children's Hospital Medical Centre, 'Mono' virus linked to seven serious diseases, April, 2018 https://www.sciencedaily.com/releases/2018/04/180416121606.htm
6. (Mayoclinic.org) Mayo Clinic staff, Meditation: A simple, fast way to reduce stress https://www.mayoclinic.org/tests-procedures/meditation/in-depth/meditation/art-20045858
7. (Newscientist.com) Joe Marchant, June, 2017, Mindfulness and meditation dampen down inflammation genes
https://www.newscientist.com/article/2137595-mindfulness-and-meditation-dampen-down-inflammation-genes/#ixzz7RUy4y7eR
8. (Theacupunctureclinic.co.nz) Heiko Lade, Chinese Herbs For Lichen Sclerosus, September, 2017 https://www.theacupunctureclinic.co.nz/chinese-herbs-for-lichen-sclerosus/

6. Un Rituale Nutriente

1. (Byrdie.com) Amy Lewis, How to Use Barrier Creams (and the 10 Best Ones to Use), March, 2022 https://www.byrdie.com/what-are-barrier-creams
2. (Nva.org) Linda S. Burkett, MD, Moiuri Siddique, MD, MPH, Alexander Zeymo, MS, Elizabeth A. Brunn, MD, Robert E. Gutman, MD, Amy J. Park, MD, and Cheryl B. Iglesia, MD/ From the Department of Obstetrics and Gynecology/ Clobetasol Compared With Fractionated Carbon Dioxide Laser for Lichen Sclerosus, June, 2021 https://www.nva.org/wp-content/uploads/2021/09/Clobetasol-Compared-With-Fractionated.pdf
3. Ghasemian M, Owlia S, Owlia MB. Review of Anti-Inflammatory Herbal Medicines. *Adv Pharmacol Sci.* 2016;2016:9130979. doi:10.1155/2016/9130979 https://www.ncbi.nlm.nih.gov/pmc/articles/PMC4877453/
4.)Lionsroar.com) Thich Nhat Hanh/ What Is Sangha?/ *Friends on the Path: Living Spiritual Communities* (2002) https://www.lionsroar.com/the-practice-of-sangha/

www.ingramcontent.com/pod-product-compliance
Lightning Source LLC
Chambersburg PA
CBHW031151020426
42333CB00013B/608